# Manual de Magia com as Ervas

LIVRO COM BÔNUS ON-LINE

Acesse a página especial para os leitores do *Manual de Magia com as Ervas* apontando a câmera do seu celular para o QR Code ao lado:

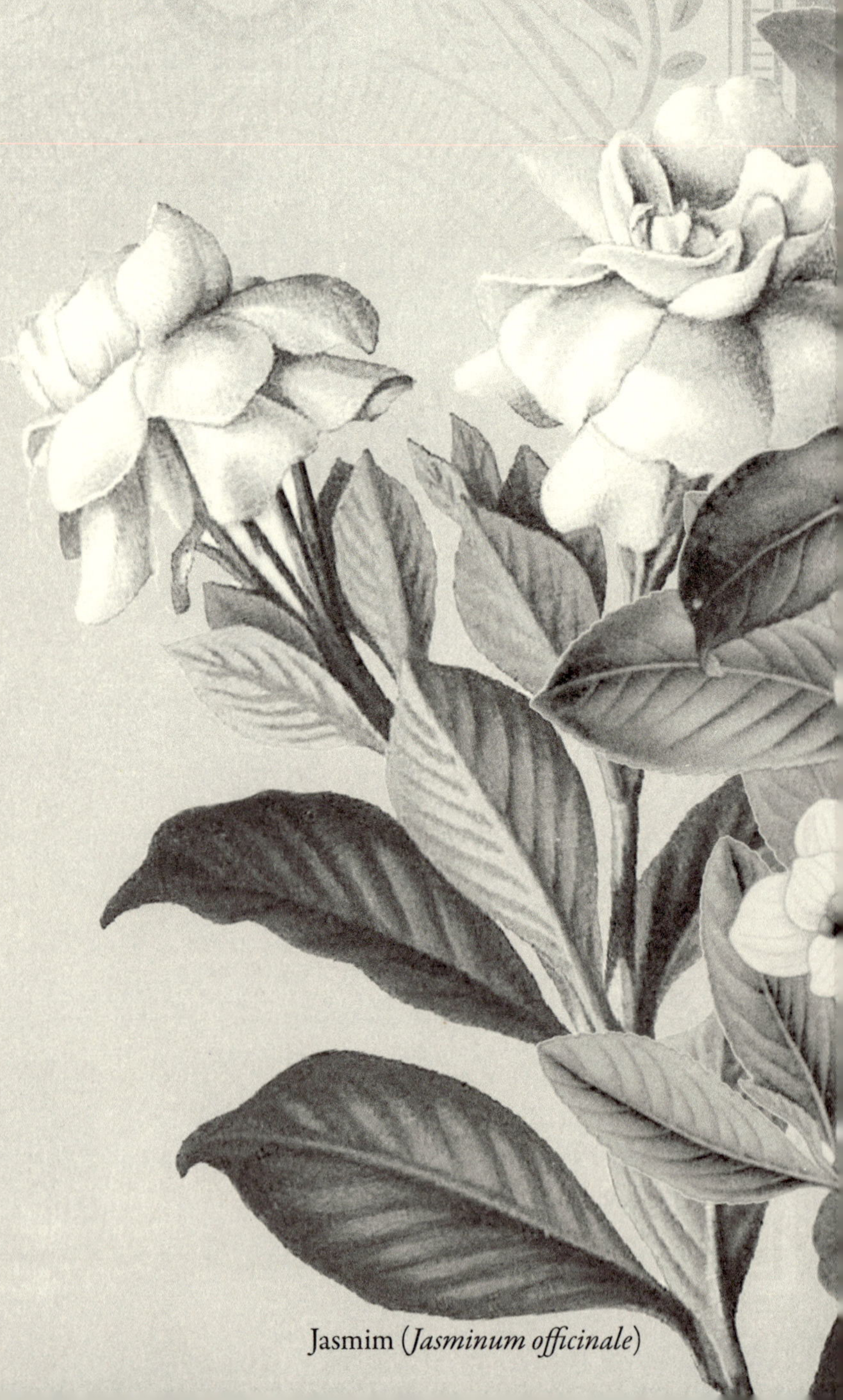

Jasmim (*Jasminum officinale*)

# Manual de Magia com as ervas

Luz da Serra
EDITORA

Nova Petrópolis/RS - 2023
5ª Edição Revisada

Edição: Luana Aquino

Capa: Marina Avila

Revisão: Aline Naomi

Ilustrações de miolo: Alice Tischer

Imagem Arruda: Otto Wilhelm Thomé

Imagem Eucalipto: Walter Hood Fitch

Imagem Sálvia: Pierre Jean François Turpin

**Dados Internacionais de Catalogação na Publicação (CIP)**

G491m Gimenes, Bruno J.

Manual de magia com as ervas / Bruno J. Gimenes, Patrícia Cândido. – 5. ed. – Nova Petrópolis: Luz da Serra, 2020.

256 p.: il. ; 23cm

Inclui bibliografia e anexo.

ISBN 978-85-64463-47-9 (broch.) – ISBN 978-85-64463-12-7 (enc.)

1. Plantas Medicinais. 2. Fitoenergética. 3. Plantas – Cura. 4. Terapia Holística. I. Cândido, Patrícia. II. Título.

CDU 615.322
CDD 615.321

Índice para catálogo sistemático:

1. Plantas medicinais 615.322

(Bibliotecária responsável: Sabrina Leal Araujo – CRB10/1507)



**Luz da Serra Editora Ltda.**
Rua das Calêndulas, 62
Bairro Juriti
Nova Petrópolis/RS
CEP 95150-000
loja@luzdaserra.com.br
www.luzdaserra.com.br
www.loja.luzdaserraeditora.com.br
Fone: (54) 99263-0619

Agradecemos a Deus por nos
mostrar pessoas tão especiais,
caminhos maravilhosos e
oportunidades incríveis para
que este trabalho se realizasse.

# OBJETIVO DESTE LIVRO

Este livro nasceu para mostrar que você faz magia a cada instante, mas talvez não saiba disso. Ele ajudará você a ter clareza e conhecimento sobre a melhor forma de transformar a sua vida, a das pessoas à sua volta, do seu lar e até dos seus animais de estimação com um método poderoso, 100% natural, que usa uma extraordinária energia sutil das ervas.

Você aprenderá que as plantas possuem um poder oculto — chamado Fitoenergia — que pode mudar a sua realidade e fazer você viver em outro nível de alegria, equilíbrio, cura da alma e prosperidade.

Este livro é o resultado de muita dedicação, pesquisa, prática e de centenas de estudos de casos de sucesso para que você entenda definitivamente que há infinitas possibilidades de uso da energia sutil das plantas para iluminar a sua existência.

Você aprenderá a real, simples e objetiva magia com as ervas por meio de técnicas absolutamente fáceis e eficientes que farão a diferença para você ou para as pessoas que quer ajudar.

Ao final da leitura, você vai dizer: "Por que ninguém me ensinou isso antes? Por que eu não tive acesso a esse conhecimento antes?".

Este livro nasceu para que você se apaixone profundamente pelo poder oculto das ervas e pela magia que pode criar para curar a sua existência em níveis profundos.

# OBSERVAÇÕES IMPORTANTES

Nesta obra, recordamos, organizamos e incentivamos o contato com os efeitos vibracionais das plantas, que muitas gerações já utilizavam e conheciam bem, e que, por consequência dos tempos mais modernos, acabaram esquecidos e deixados de lado por um lapso da nossa sociedade.

O conteúdo deste material não esgota o assunto sobre Magia com as Ervas ou Fitoenergia. Todo tipo de aplicação descrito neste livro deve ser utilizado de forma complementar. Jamais interrompa o tratamento com medicamentos sem antes consultar o seu médico.

Contudo, o uso da medicina farmacológica, associada às técnicas apresentadas neste livro, pode certamente produzir resultados muito expressivos capazes de potencializar muitas formas de terapias, sejam ortodoxas, sejam alternativas.

Esta pesquisa não anula qualquer outro estudo ou constatação sobre o poder curativo dos vegetais em geral no campo das energias sutis.

# SUMÁRIO

# O QUÍMICO E A FILÓSOFA

Patrícia Cândido

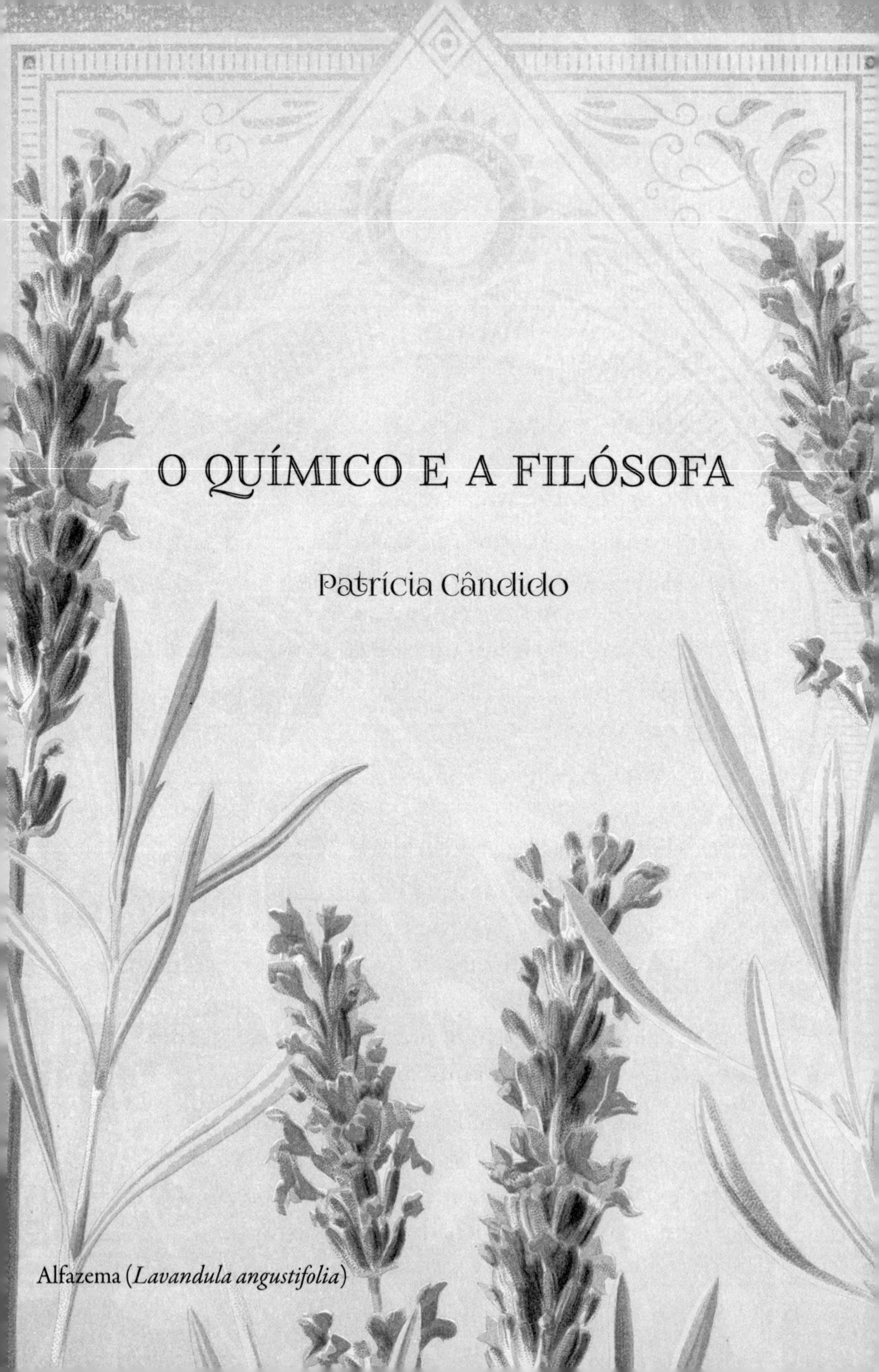

Alfazema (*Lavandula angustifolia*)

É MUITO BOM PODER CONVIVER E SE RELACIONAR com pessoas da mesma sintonia, interessadas no mesmo propósito, na transformação do mundo em um lugar melhor para se viver. Os amigos tornam a nossa vida mais doce, agradável, interessante e colorida. Como dizia Mario Quintana: "A amizade é um amor que nunca morre".

E nós acreditamos tanto nisso, que é muito provável que a nossa amizade não tenha nascido nesta vida!

Conhecemo-nos através do Paulo Henrique, meu marido, no dia 25 de março de 2001, na casa da minha família aqui no Rio Grande do Sul, momento em que o Bruno se mudou para cá em busca de novos desafios profissionais. Desde a primeira troca de palavras percebemos uma incrível sintonia, como se já nos conhecêssemos há muitos anos.

Com toda a nossa afinidade, veio uma vontade de desenvolver algum trabalho em parceria. Na época, nós trabalhávamos na área industrial, eu como Gerente de Recursos Humanos e o Bruno como Coordenador de Laboratório.

Como nós gostávamos muito de pizza, a nossa ideia primária foi abrir uma pizzaria em sociedade! Nossa Senhora! Naquela época nem sonhávamos que o nosso trabalho seria o que é hoje.

Nós conversávamos sobre todos os assuntos que você possa imaginar, desde artesanato até a política alfandegária do Afeganistão... Affe! Tanto que isso nos rendeu o apelido de "comadres".

E um assunto que estava sempre em pauta é que nos sentíamos felizes e realizados por, com tão pouca idade, já termos conquistado coisas que a maioria das pessoas ainda nem sonhava: casa, carro, posição, *status*, poder... O mais incrível e que não saía de nossas discussões é que, mesmo com tudo isso, um vazio existencial insistia em se fazer presente nas nossas vidas!

Por mais que tentássemos disfarçar e nos "distrair" nos finais de semana com amigos, festas e passatempos normais de qualquer pessoa, aquele vazio ficava sempre lá, como uma companhia desagradável que não quer ir embora!

Até que um dia o Bruno resolveu participar de um curso de Reiki, um incrível processo terapêutico através da imposição de mãos que utiliza a energia vital para equilibrar nossos pensamentos, sentimentos, emoções e inclusive o nosso corpo físico.

Tudo isso me intrigava, pois sempre fui muito racional, e o Bruno também, pois nossa formação acadêmica e nosso trabalho exigiam isso. Foram anos de treinamento na escola científica sem nenhum contato com o lado espiritual. Quando o Bruno veio me falar de Reiki, logo pensei: "Ihhhh, isso é coisa de bicho grilo, de gente 'esquisotérica'". E é isso o que a maioria das pessoas pensa quando não conhece, pois o medo do desconhecido nos faz julgar. Quando julgamos alguém ou algum fato, o controle do nosso ego se sente ameaçado, é como se tudo se resumisse em medo, que é a raiz de quase todos os males.

Fiquei um tanto receosa e desconfiada. Justamente naquele momento eu precisava de ajuda e ninguém conseguia resolver os meus problemas. Eu sofria demais com rinite, sinusite, problemas de alergias na pele, e havia também um caos emocional provocado pela tensão do estresse profissional.

E, diante disso, o Bruno começou a falar do Reiki e explicar que as doenças físicas tinham relação com as nossas emoções. Hoje tudo isso é muito exposto nos canais de mídia e internet, mas naquela época essas informações eram veladas, e isso me causava muita estranheza.

Como as emoções poderiam se materializar em doenças físicas? Como isso era possível? Qual mecanismo poderia desencadear esse processo?

Até que um dia, de tanto sofrer, depois do meu ponto de dor ter ultrapassado todos os limites possíveis, finalmente decidi morder o orgulho, dobrar os joelhos e aceitar a ajuda de um terapeuta floral. Sem me conhecer e por meio da radiestesia, que eu nem imaginava o que era, ele mediu os meus chacras a distância e me recomendou uma essência que curiosamente trouxe toda a ajuda da qual eu precisava.

Então, o grande clique da minha vida aconteceu: como uma essência feita de plantas pode curar definitivamente algo que a medicina oficial, que possui milhões em verba para pesquisa, não consegue resolver? Como a natureza possui um poder tão grande? Como a ciência ainda não estuda ou divulga isso em massa? Por que ninguém me disse desde pequena que isso era possível?

Depois de ficar dias com essas perguntas povoando a minha mente, decidi que iria procurar fontes confiáveis e descobrir absolutamente tudo sobre isso. E me matriculei no curso de Reiki Nível 1... Foi aí que tudo começou a fazer sentido para mim!

Enquanto eu estava atravessando esse processo, alguns meses antes, o Bruno já estava completamente mergulhado no Reiki e na Radiestesia, fazendo testes, realizando consultas, conhecendo pessoas da área holística e vivendo essa boa nova que a energia traz para a nossa vida. Nessa época, ele começou a atender pessoas em um consultório improvisado em seu apartamento. Ele trabalhava durante o dia na indústria, atendia à noite e nunca tinha horários livres, porque as pessoas começaram a recomendar umas para as outras e o trabalho fluía muito bem.

O Bruno começou a perceber que as pessoas saíam em harmonia do consultório, mas ao voltarem para as suas casas e mergulharem na atmosfera negativa dos problemas e dos familiares acabavam perdendo muita energia e ficavam mal novamente. Então, ele pensou: "Será que não existe um Reiki de Bolso? Algo que a pessoa possa levar para casa energizado e receber um Reiki?".

Naquele momento, ele lembrou de uma orientação do nosso Mestre de Reiki que falava que tudo poderia ser energizado com Reiki, inclusive plantas! Assim, o Bruno começou a energizar sachês de chás bem conhecidos, como Camomila, Capim-Cidreira, Erva-Doce, Hortelã, Funcho, Canela, Maçã, Morango e outros. Quando o consultante saía da sessão de Reiki, levava uns

3 ou 4 sachezinhos para casa como um suplemento de energia Reiki que, segundo o nosso Mestre, ficava gravado na planta.

E o que começou a acontecer?

Além de seus problemas melhorarem muito, as pessoas começaram a desenvolver dons que estavam ocultos... E cada uma das plantas começou a trabalhar de uma forma bem específica...

Por exemplo, quem utilizava a Camomila energizada com Reiki começava a eliminar completamente a raiva, o ódio, as mágoas, sentia-se mais esperançoso. Era mais fácil perdoar. A pessoa ficava menos estressada, mais otimista e sentia mais fé. Ao consumir a Camomila, até as crianças hiperativas ficavam mais tranquilas.

Quem consumia o chá de Morango energizado começava a ficar mais dono de si, menos carente e mais forte emocionalmente a ponto de lidar tranquilamente com grandes situações de perdas e até de falecimentos repentinos.

Isso começou a acontecer de forma tão frequente que a notícia se espalhou e as pessoas começaram a procurar os atendimentos mais pelos chás do que pelo Reiki!

E o Bruno se dedicou profundamente a testes, catalogações e comparações de casos e estudos com as plantas. O mais intrigante é que as plantas manifestavam a mesma característica em pessoas muito diferentes, que não se conheciam e que nem moravam na mesma cidade.

Nossa mente racional ainda duvidava, então comecei a fazer testes na indústria onde eu trabalhava, pois tive autorização da direção para isso. Em departamentos em que havia muitos conflitos e brigas entre os colaboradores, as essências energizadas foram oferecidas. Em poucos dias, a harmonia se estabeleceu nesses lugares, confirmando as propriedades fitoenergéticas das plantas.

Se sentimos medo? Lógico! Era algo muito inovador e desafiador, mas que sem dúvida alguma funcionava muito bem! Seríamos pioneiros em um trabalho que poderia transformar o mundo muito positivamente. É claro que, vendo tudo isso, a esta altura, a ideia da pizzaria já tinha ido para o beleléu... Nosso trabalho em parceria era muito maior!

Em 2002, o Bruno começou a pesquisa do livro que daria luz a um novo sistema de cura natural capaz de equilibrar pensamentos, sentimentos, emoções e também o corpo físico, de forma natural, eficaz, sem contraindicações e sem efeitos colaterais: estava nascendo a Fitoenergética.

O medo, a insegurança e principalmente a falta de bibliografias, referencial teórico e obras publicadas nesta área fizeram com que o Bruno quase desistisse de publicar o livro. Porém, um mentor espiritual surgiu na tela mental dele e disse: "Se você não fizer, nós vamos transferir esse conhecimento para outra pessoa! É sério!". Na mesma semana ele encontrou uma senhora que dizia estar recebendo mensagens das plantas...

Isso tudo fez com que ele tomasse uma ação imediata!

Então, por força dos mentores espirituais, meio que teleguiado, o Bruno teve uma intuição forte que dizia: "Pare tudo agora e vá ao supermercado!". Ele foi a um hipermercado bem conhecido aqui no Rio Grande do Sul. Incrivelmente foi até a prateleira de chás, descarregou no carrinho uma caixa de cada planta e se pôs a estudar tudo sobre elas. O mais curioso é que justamente nesse dia eu o encontrei nesse supermercado. Realmente, quando vi o volume de caixas no carrinho, achei que ele estava ficando louco.

Porém, o sinal ficava muito claro para mim: esse trabalho precisava ser desenvolvido por nós dois, em parceria, e por isso esse encontro aconteceu!

A partir de 2002, foram três anos de estudo, análise, dedicação, transpiração e inspiração para dar forma a um livro que trazia toda a pesquisa de um sistema natural de cura e elevação de frequência que hoje já transformou milhares de vidas.

Um pouco antes de o livro ficar pronto, nós nos desligamos da indústria para nos dedicarmos exclusivamente ao trabalho de Terapia Holística, porque acreditamos que ela transforma o mundo!

Trabalhávamos em cidades diferentes, em nossos consultórios, mas nos ajudávamos sempre. Quando eu tinha público para cursos, o Bruno vinha palestrar no meu espaço, eu atendia com regressão e outras técnicas no consultório dele. Também trocávamos ideias e confidências, livros e materiais, planejávamos o nosso futuro nessa área.

Eu acredito que quem entra em uma área ainda tão inexplorada e desconhecida como a Terapia Holística precisa costurar parcerias se quiser crescer. É uma das melhores formas de performar, ou seja, ter um bom desempenho nessa área que está crescendo cada vez mais em todo o mundo.

Quando o livro de Fitoenergética já estava na gráfica para impressão, o Bruno me convidou para trabalharmos juntos na divulgação da obra através de palestras e cursos pelo Brasil. Eu aceitei imediatamente, porque acredito muito no poder deste método que já trouxe cura, saúde e transformação para pessoas como o Nicolas Fürst, Procurador Federal, que sentia dores há mais de sete anos com a fibromialgia; como a Raquel Bueno, Promotora de Justiça, que padecia com uma dor de cabeça que já a acompanhava há mais de 30 anos, praticamente desde a infância; e da Andressa Bortolasso, Odontopediatra, que sofria com o comportamento de seus filhos, um deles rebelde e o outro propenso a muitas alergias e doenças.

"Conheci o Luz da Serra através do livro do Bruno Gimenes. Eu li primeiro o livro da Fitoenergética, depois comprei o curso. (...) Foi muita alegria, muita felicidade mesmo! E muita gratidão! Fazer 40 anos e ganhar este presente: o Luz da Serra ter entrado na minha vida. Não consigo me lembrar como eu era antes. Realmente foi uma grande transformação que eu ganhei."
(Raquel Bueno, Promotora de Justiça, Mogi das Cruzes/SP)

"Com a Fitoenergética passei a ter uma maior conexão com o Universo, com Deus, com as plantas. Isso foi mágico, porque continuei eu mesmo fazendo os tratamentos na minha própria casa. Desde então, nunca mais tive nenhuma dor, a minha insônia passou e comecei a dormir normalmente. No início, eu duvidei bastante: — Como uma simples planta vai me ajudar tanto? Depois da Fitoenergética, eu passei a ter as respostas, isso me deu uma outra vida, uma certeza, uma liberdade."
(Nicolas Fürst, Procurador Federal, Três Passos/RS)

"Eu percebi como a minha consciência se expandiu, como fiquei mais tranquila, o meu sono e a minha disposição melhoraram. Vi que existiam outras alternativas e não somente o chá para fazer o tratamento com as plantas. As

crianças ficaram muito melhores. Com acompanhamento médico, começamos a tirar os medicamentos deles. Não precisava mais. Hoje a energia aqui é muito boa, há uma harmonia entre a gente. Temos o prazer de ficar em casa, de ficar juntos. Hoje eu me sinto em conexão com as plantas, consigo sentir tudo o que elas podem dar para a gente. A Fitoenergética simplesmente tirou a venda dos meus olhos, pude ver um mundo novo, um mundo lindo, um mundo verde, com toda a magia que este universo traz.”
(Andressa Bortolasso, Odontopediatra, Socorro/SP)

Esses são apenas alguns exemplos de pessoas que obtiveram cura através da energia das plantas, sem complicações, efeitos colaterais ou contraindicações. Isso foi resultado do nosso empenho e dedicação em levar a bandeira da Fitoenergética para o mundo.

Quando aceitei o convite do Bruno, nós percebemos que precisávamos criar uma empresa, com condições de oferecer notas fiscais por nossos serviços e eventos. Era preciso uma estrutura para que o nosso trabalho funcionasse.

E aí surgiu a nossa sociedade e a fundação da instituição que hoje chamamos de Luz da Serra. No ano de 2009, o nosso terceiro sócio Paulo Henrique se juntou a nós, e não poderia ser diferente, afinal de contas, foi ele que nos apresentou. Nesse momento, o terreno ficou pronto para que a semente da Luz da Serra fosse germinada!

Naquela época, a Fitoenergética — que foi a primeira publicação do Bruno sobre o poder oculto das ervas — nasceu e se desenvolveu, ganhou adeptos e começou sua incrível jornada de sucesso que já transformou a vida de milhares de pessoas.

A missão da nossa instituição Luz da Serra é levar o trabalho das curas naturais e terapias integrativas até as pessoas para que elas consigam encontrar os seus caminhos de luz.

E a pesquisa não podia parar...

A Fitoenergética cresceu, deu origem ao maior curso livre on-line de Terapia Natural que já mudou o modo de viver dos nossos alunos, além de seus clientes, familiares, lares e animais de estimação.

Palestramos em milhares de palcos falando sobre o tema, continuamos estudando, fazendo descobertas e vendo mudanças acontecerem.

Mais tarde lançamos uma segunda obra chamada Tarô da Fitoenergética, um trabalho em conjunto entre mim, o Bruno e a Terapeuta Denise Carillo. Nele, mostramos as mensagens das plantas por meio das cartas do Tarô. Mais um sucesso, mais uma contribuição que deu certo.

E então já estava na hora de publicarmos a nossa terceira obra que batizamos de *Manual de Magia com as Ervas*.

O que nos motivou a revelar esses conhecimentos neste manual foi que, ao longo de tantos anos à frente de todo o trabalho com a Fitoenergética, continuamos estudando novos casos e tratamentos, trabalhando com muita dedicação para coletar o suprassumo das melhores e mais poderosas técnicas de Fitoenergética.

Esse método foi organizado e simplificado para que você possa aplicar em seu lar, no seu trabalho, para ajudar pessoas ao seu redor, para orientar seus clientes, caso você seja um profissional do desenvolvimento pessoal, e até para cuidar dos seus animais de estimação, os quais mostram respostas positivas impressionantes às receitas que serão mostradas neste livro.

Nós tivemos acesso a informações que poucas pessoas no mundo conhecem. Estudamos e interpretamos conhecimentos de fontes inacessíveis para a maioria, fizemos pesquisas e comprovações impactantes. Melhoramos, lapidamos e demos vida à melhor versão possível de um manual para você fazer Magia com as Ervas nas diversas situações da existência. Fomos fundo no entendimento dos pilares da magia para que você pudesse colocá-la em prática na sua rotina. Eu posso dizer que valeu muito a pena.

E este não é apenas um livro comum, é o pano de fundo de todo o desenvolvimento do projeto da nossa empresa e da nossa caminhada no desenvolvimento pessoal e nas terapias naturais. Afinal de contas, a energia e o poder oculto das ervas sempre alicerçaram o nosso trabalho com o Luz da Serra, uma instituição genuinamente espiritualista. Com o propósito de uma espiritualidade simples e prática, oferecemos ao nosso público um conteúdo impactante na forma de vídeos, artigos, palestras, cursos de capacitação e muito mais.

Todo esse conhecimento que propagamos através de nossos escritores, professores, colunistas e conteudistas não possui vínculo com nenhum tipo de religião, embora estudemos muitas delas para embasar nosso trabalho.

Acreditamos que não existe nenhuma religião superior à verdade e que a melhor religião é aquela que nos faz felizes.

Recomendamos que nossos alunos e seguidores busquem um caminho de consciência espiritual e de entendimento da missão de vida de cada um, e isso pode ou não ser feito por meio de uma religião. Costumamos dizer que religião é como perfume: depende muito do gosto pessoal e da combinação que se dá quando há o contato com a pele. É algo muito particular...

Costumamos também recomendar que o adepto procure um caminho espiritual que permita a liberdade e que não o escravize, assim a verdadeira espiritualidade se manifesta.

E depois de toda essa história, que se iniciou lá no ano de 2002, somos a referência nacional na área de espiritualidade livre (que significa não ter cunho religioso). Nossos alunos superaram a casa dos 150 mil e estão distribuídos em mais de 41 países diferentes. Nós nos tornamos referência e especialistas na Fitoenergética. Com isso, ajudamos as pessoas a saírem do Ciclo da Doença e a conquistarem conhecimento, segurança e autonomia. Assim, nossos alunos e leitores mudam suas vidas e auxiliam outras pessoas também.

Nossa história mostra que mesmo sem as melhores condições, mas com um sonho na cabeça, nós podemos sim transformar o mundo!

E será assim para você também. Mesmo com quase nenhum recurso, mas com a intenção e o método certo, você terá em suas mãos um conhecimento poderoso, lapidado e organizado para usar o poder oculto das ervas.

Bem-vindo ao nosso *Manual de Magia com as Ervas*. Nós desejamos que a sua vida seja tocada e transformada por ele do mesmo modo que algum dia alguém tocou a nossa alma e nos provocou o despertar para a nossa missão nessa senda da espiritualidade.

# IMAGINE COMO A SUA VIDA PODE SER DIFERENTE

PENSE NESTE MOMENTO POR ALGUNS SEGUNDOS E procure refletir sobre como é o cotidiano das pessoas que você conhece. Acreditamos que a maioria tenha rotinas normais para a realidade atual. Trabalham muito, vivem na agitação, cuidam dos seus afazeres, trabalho, filhos, carreira, sonhos, família, burocracias e muito mais.

As dores e as doenças estão sempre presentes, porque fazem parte da normalidade do mundo contemporâneo. Elas estão na sua vida e na vida das pessoas próximas.

Nos dias atuais, as brigas, os conflitos, o estresse e as dificuldades se tornaram comuns. É claro que também existem bons momentos, mas na maior parte do dia somos engolidos pelo tempo, pela rotina e pelos problemas para resolver, certo?

Talvez essa também seja a sua realidade. Quem sabe não seja a sua e sim a de uma parte das pessoas à sua volta, mas não podemos ignorar o fato de que a vida real é assim.

Agora imagine que tudo pode ser diferente para você. Visualize que tudo pode ser muito mais fácil do que é para as pessoas ao seu redor. Então, continue imaginando que é diferente, porque você conhece e usa receitas, técnicas e segredos que o ajudam a vencer os desafios naturais da vida de uma forma surpreendentemente simples e eficaz.

Com esses conhecimentos, você terá mais confiança e poder para saber exatamente o que fazer para viver naturalmente muito bem, de maneira saudável e feliz.

Imaginou tudo isso?

Sentiu como seria se você fosse mais confiante e tivesse as respostas para as situações desafiadoras da existência? Pois é assim que você se sentirá ao ter acesso ao conhecimento revelado neste livro.

## COMO ORGANIZAMOS O *MANUAL DE MAGIA COM AS ERVAS*

Nós organizamos este livro para que você tenha autonomia e segurança, para melhorar a sua vida, ajudar as pessoas à sua volta, melhorar a energia da sua casa e também auxiliar seus animais de estimação de forma clara, objetiva e eficaz. Para que tudo isso seja possível, nós constituímos este livro em nove partes.

Os capítulos 1, 2 e 3 são conceitos que você precisa conhecer antes de começar a fazer magia com as ervas na prática. Veja:

No capítulo 1, você entenderá de forma clara e objetiva o que é a tão falada magia, como ela se cria, modifica e atua na sua vida.

No capítulo 2, você mergulhará nos conceitos de anatomia sutil, que é a energia humana, e de qual forma a magia com as ervas interage com você ou com tudo que o cerca.

No capítulo 3, você verá os elementos da natureza como as cores, os sons, os minerais e as próprias plantas, além da importância de todos eles no conceito geral da Magia com as Ervas. Você terá acesso ao conhecimento da hierarquia espiritual do reino vegetal e aos devas da natureza.

Os capítulos 4, 5, 6, nós reservamos para transformar seu conhecimento em prática.

No capítulo 4, nós vamos apresentar o conjunto de técnicas básicas que você deve usar sempre. Isso quer dizer que em todos os seus usos e objetivos você deve aplicar essa preparação básica. Ou seja, vamos ensinar o pré-requisito básico para o uso da Magia com as Ervas. Aqui nós vamos mostrar a lista completa de utensílios e ingredientes que serão usados em todos os preparos e procedimentos, o que facilitará tudo para você.

No capítulo 5, você então mergulhará nas técnicas básicas e poderá escolher qualquer uma delas para as situações que desejar. Aqui você terá acesso a um acervo de receitas que não se encontra em nenhum lugar e que até hoje só foram reveladas neste livro. São técnicas, métodos, receitas e compostos que surpreenderão, dia após dia, por toda uma vida.

No capítulo 6, você aprenderá as técnicas especiais. São tecnologias naturais de profunda eficiência para você fazer com simplicidade e resultados impressionantes.

No capítulo 7, veremos as fórmulas consagradas. Aqui vamos lhe mostrar algumas das receitas que nossos alunos mais usaram e tiveram resultados impressionantes.

No capítulo 8, nós reservamos um presente muito especial. Você aprenderá como conversar com as plantas. Sim, é isso mesmo! Você compreenderá finalmente como as plantas se comunicam e saberá a técnica certa para descobrir os principais benefícios vibracionais e o poder oculto das plantas de um jeito que nunca viu.

No capítulo 9, chega o momento da conclusão e do fechamento deste manual com a motivação que você precisa para fazer a diferença na sua vida e na vida das pessoas que quer ajudar.

## COMO VOCÊ DEVE USAR O *MANUAL DE MAGIA COM AS ERVAS*

**1.** Estude os capítulos 1, 2 e 3 com muita atenção e compreenda os conceitos de energia, magia e elementos da natureza.

**2.** Treine os três pilares da preparação básica e faça a sua lista de uso conforme o capítulo 4.

**3.** Escolha a melhor receita ou técnica de Magia com as Ervas sempre que quiser ou precisar usar na sua vida, ajudar alguém à sua volta, melhorar um ambiente ou tratar um animal de estimação. Use a parte das técnicas como seu guia de receitas.

**4. Atenção:** Aprenda a usar todas as formas de técnicas, mas não as aplique simultaneamente. Escolha uma das técnicas ou receitas e use uma por vez. Não faça tratamentos simultâneos.

1

# DO PASSADO AO PRESENTE SEM PERDER A MAGIA

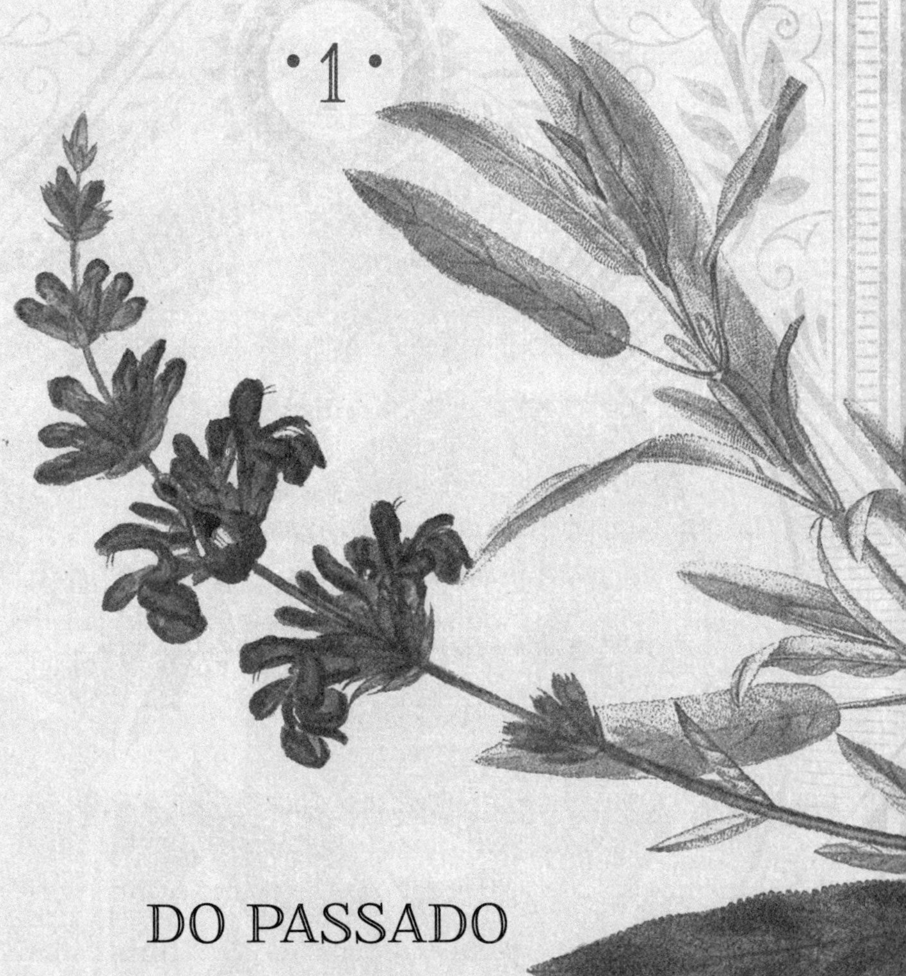

Sálvia (*Salvia officinalis*)

É MUITO GRATIFICANTE ESTUDAR, COMPREENDER e se relacionar com o reino vegetal. A maioria das pessoas trata o reino vegetal com um sentido utilitarista, como uma parte da natureza que está a serviço do homem, para que ele possa se alimentar e utilizar a madeira na construção de casas, barcos e móveis.

Grande parte da população pensa que a função de uma árvore é unicamente purificar o ar para que possamos respirar melhor, e talvez você também pense assim, mas não se sinta culpado, porque não fomos educados para pensar de forma diferente.

Desde os primórdios, o homem buscou relacionar-se com a natureza para compreender seus instintos, pensamentos, emoções, fenômenos e também as leis naturais que regem o Universo. Quando o homem surgiu na Terra, o reino vegetal já estava aqui há muito tempo e, por isso, merece ser respeitado, pois carrega uma energia e uma sabedoria divina de bilhões de anos.

Desde a época das cavernas o homem já reconhece a importância do reino vegetal para seu sustento e sobrevivência.

Mas será que nos dias de hoje reconhecemos a verdadeira Fonte de Vida que habita em um vegetal? Será que conhecemos a verdadeira missão das plantas e os benefícios espirituais que elas podem nos trazer?

Muitas vezes tomado pelo estresse e pela correria do dia a dia, o homem urbano nem lembra de se alimentar com vegetais ou beber um chá, e, pela rapidez, acaba utilizando uma alimentação pesada à base de produtos industrializados. Esses itens sintéticos, artificiais e não condizentes com nossa natureza em muito prejudicam a nossa saúde nos trazendo, inclusive, sérias doenças.

Somos naturais, filhos da Terra, o habitat perfeito com tudo de que precisamos para a nossa subsistência. Erramos quando tentamos brincar de Deus, não reconhecendo a natureza como nossa mãe. Como filhos rebeldes, nos revoltamos contra ela, produzindo alimentos transgênicos e cheios de agrotóxicos.

Então, qual seria a alimentação ideal? A proveniente de tudo o que dá em árvores e que brota da Terra de forma natural, sem pesticidas, modificações genéticas ou agrotóxicos: eis o alimento perfeito para o homem. Alimento para o corpo, para a alma, para a mente e para as emoções.

Há muitos casos de pessoas que sofrem de depressão simplesmente porque estão se alimentando com produtos industrializados e sintéticos. Como o plástico, eles não possuem a energia dos quatro elementos e da luz do sol. Já as plantas recebem essa energia dia a dia, pacientemente, até que estejam maduras para serem colhidas.

As frutas, ervas, raízes, legumes e verduras carregam a energia da terra, do fogo, da água, do ar e do espírito divino. Por isso nos fazem tão bem, porque nos trazem a energia da criação, que é exatamente compatível com nosso sistema orgânico interno.

Em função disso, pense bem antes de abrir o próximo pacote de alimento industrializado, pois a longevidade está diretamente ligada a uma alimentação saudável.

A energia carregada pelas plantas é levada até nosso sistema endócrino através dos chacras, os pontos responsáveis por captar e distribuir a energia do ambiente às nossas glândulas, transmitindo-a de campo para campo energético até que estejamos em equilíbrio. Independentemente de ingerirmos as plantas, elas estão sempre trocando energia conosco.

Por exemplo, quando comemos uma maçã, esta energia entra em nosso corpo de forma física, mas ao entrarmos em contato com a energia de um pé de maçã, esta energia entrará em nosso corpo através dos chacras, irrigando as nossas células com todas as propriedades energéticas dela: gerar paz no lar, eliminar o medo da morte, acalmar os nervos, liberar o sorriso, gerar bem-estar, equilibrar o emocional, trazer sensibilidade para saber priorizar as coisas e eliminar a falsidade de sentimentos. Todo esse potencial em uma simples maçãzinha!

Não raro, as pessoas que moram no campo são mais pacientes, tranquilas, calmas e sabem esperar o tempo certo das coisas, justamente porque estão mais conectadas com a energia das plantas. Elas conseguem absorver a luz solar e os nutrientes que vêm dos elementos de uma forma muito profunda e eficaz, trabalho que o ser humano não consegue desempenhar em função de sua densidade vibracional.

As plantas são energeticamente sutis, comportam-se como mensageiras da luz divina, captam e nos transmitem com perfeição a irradiação das energias celestes. Mas se a natureza nos oferece tudo de que precisamos e a cura é tão simples de conquistar, então por que ficamos doentes?

A doença é uma manifestação contrária à nossa natureza, como um sinalizador emergencial que nos mostra um desacordo entre o nosso corpo físico e a nossa natureza energética. As estruturas energética e física do corpo humano existem para que possamos experimentar a felicidade, viver o amor e expressarmos a nossa beleza. E existe felicidade, amor, beleza e poesia em cada um de nós. Quando nos distanciamos desse caminho de plenitude, a doença surge para mostrar que estamos fora dos trilhos da nossa missão de alma.

Podemos aqui estabelecer uma rápida autoanálise: sempre que experimentamos sentimentos e pensamentos sintonizados com o medo, a raiva, a tristeza, a mágoa, a preocupação, a crítica, o estresse, a fúria, a euforia, a tensão, a rigidez, a intolerância, o orgulho, as paixões obsessivas, a carência, a reclamação, a ansiedade e todos os sentimentos que nos trazem mal-estar, estamos cada vez mais nos distanciando da saúde e nos aproximando das doenças.

Vamos imaginar, então, que nossos chacras possuem alguns combustíveis que os alimentam e os levam ao equilíbrio. Esses combustíveis são o amor, a compaixão, o perdão, a compreensão, a leveza, a alegria, a felicidade, a beleza, a harmonia, o equilíbrio, a luz, a paciência, a tolerância, a calma, a tranquilidade, a sabedoria e a paz. Quando nos sintonizamos com os sentimentos que nos trazem mal-estar, é como se estivéssemos utilizando um combustível errado em nossa máquina chamada corpo físico.

Imagine que você quer fazer uma viagem e você possui um carro abastecido a diesel. Então você vai até o posto de combustíveis e alguém coloca álcool por engano. O que vai acontecer? O carro não vai andar! Com o nosso corpo físico acontece a mesma coisa: a máquina para quando a doença se estabelece, geralmente quando já estamos há muitos anos sintonizados com toda a espécie de sentimentos densos e que nos fazem mal. E você? Há quantos anos está utilizando o combustível errado?

O detalhe mais importante e que poucas pessoas sabem é que justamente nas plantas encontramos os combustíveis que fornecem energia suficiente para que nossos chacras permaneçam em equilíbrio.

O sistema que estuda a interação da energia das plantas com o abastecimento de nossas glândulas endócrinas principais chama-se Fitoenergética. E aqui, no *Manual de Magia com as Ervas*, você terá acesso às melhores e mais poderosas formas de utilizar as técnicas da Fitoenergética.

Nesta obra, temos a ousada intenção de desmistificar as questões que envolvem a magia, mostrando um mundo de possibilidades, onde qualquer um de nós pode tornar-se um mago, desde que esteja disposto a seguir alguns conceitos bem simples.

Através de receitas simples, você aprenderá a se relacionar de forma saudável com a natureza e com as pessoas que o rodeiam, além de trabalhar positivamente para que as doenças da alma sejam transmutadas em aprendizados valorosos na conquista de sua evolução espiritual. Com as nossas orientações passo a passo, os ingredientes, os elementos, os pensamentos e a intenção focada, você se tornará o mago e o mestre da sua própria vida!

## MAGIA: A CIÊNCIA CÓSMICA SAGRADA

Talvez a palavra "magia" figure entre as mais confundidas, polêmicas, distorcidas e importantes ao mesmo tempo. Também está no centro das discussões entre católicos, evangélicos, umbandistas, espíritas, ateus e espiritualistas como um todo.

Entre os espiritualistas, o nome magia costuma gerar fascínio e exagero. Entre os ateus, costuma ser motivo de chacota. Já para os seguidores de religiões com visões mais rígidas, tende a ser associada ao demônio. Quanta confusão...

No momento atual, encontramos classes bem distintas de consciência. Talvez em nenhuma era da história da humanidade tivemos condições de assistir à presença de uma gama de pessoas portadoras de estados de consciência tão diferentes entre si.

O planeta abriga desde almas mais grosseiras e atrasadas moralmente até seres de elevado caráter e amor. Portanto, o planeta azul, de uma forma inédita, está comportando uma extensa faixa de diferentes níveis evolutivos.

Neste cenário provavelmente perfeito para que a alma humana encontre os recursos necessários para evoluir, temas como a magia são amplamente analisados por visões completamente diferentes e antagônicas entre si.

Qual é a visão certa? O que realmente é a magia? É de Deus? É do Demônio? Não é de nenhum dos dois? Qual é a melhor forma de conduzir a análise?

Magia é uma ciência cósmica sagrada, a arte de interpretar e aplicar as leis universais em benefício de um ou mais objetivos, a união da razão científica com a força da espiritualidade.

Trata-se de uma porta aberta para a compreensão de quem somos, de onde viemos e para onde vamos. É a força que pode libertar, o despertar da fagulha divina presente em tudo e em todos, o dom inerente do Criador.

Magia é como a humanidade: existe para que o Universo se expanda, se desenvolva e evolua em todos os sentidos. Ela é a causa e a consequência, o "ser" e o "estar", a vida e a morte.

Não existiria vida se não existisse magia, pois ela nasce de uma mente pensante. Tudo que pode ser pensado pode produzir magia. Ela é a arte da transformação, o sopro divino, e também a força da destruição, a matriz plena da renovação.

Magia é a estrutura vital de tudo que um dia foi, é e sempre será. É a arte de fazer com que a luz divina atue sobre todas as coisas. Magia é a existência em movimento, a arte de fazer com que a vida aconteça.

## Por que tanta confusão?

Quando o homem se conhece, encontra seus potenciais e descobre que tem forças inesgotáveis e ilimitadas, ele se ilumina. Quando aprende a eliminar crenças negativas, a vencer os medos e a construir pensamentos positivos, adequados para sua existência pacífica e harmônica, ele descobre-se livre, independente, feliz e pleno.

Assim, o ser humano não precisa de nada que esteja em dissonância com a sua alma, pois ela está sintonizada na luz maior. Portanto, ele vive a sua vida com foco em seus propósitos, que são despertados naturalmente a cada passo dado.

A magia liberta! A magia faz o ser humano ter consciência de quem ele é. A magia conecta a alma de uma pessoa ao Grande Espírito Criador. A magia faz com que todas as respostas sejam encontradas internamente. Sempre que as correntes de egoísmo dominaram a Terra, a magia foi combatida, evitada, atacada.

Por muitos e muitos anos, na história recente da humanidade, o número de pessoas que viveram na Terra com este conhecimento foi muito insignificante em comparação às necessidades de evolução que o mundo sempre careceu.

Almas que dominavam o conhecimento básico sobre a magia não podiam se manifestar em benefício da humanidade, já que o nível de consciência da maioria não permitia condições de fertilizar entre as mentes os princípios libertadores da arte sagrada.

Os grandes mestres, avatares e seres iluminados propagaram sementes de amor e sabedoria dentre os menos esclarecidos por conta de seus conhecimentos sobre a ciência cósmica sagrada: a arte das grandes almas.

De tal modo, por onde passavam, de forma inteligente e indireta, faziam valer seus conhecimentos da arte sagrada, para que a semente do amor germinasse.

A magia sempre encontrou resistência nos corações imaturos, medrosos e preconceituosos, características marcantes da humanidade.

A magia elaborada pelos corações puros e mentes serenas libertou, transformou, renovou e trouxe mais amor à humanidade.

A magia elaborada pelos corações egoístas escravizou, densificou, confundiu, oprimiu, gerou destruição, morte e ódio. As leis que dão vida à magia de luz e à magia das trevas são as mesmas: as leis de Deus. São as mesmas leis que permitem que o ser humano viva, seja feliz e livre, ou infeliz, mesquinho, doente e obcecado pelas ilusões mundanas.

A magia é o meio pelo qual as coisas acontecem. É a estrada por onde passa o carro, o fio pelo qual a luz é conduzida, o tubo pelo qual flui a água. O que se fez e se faz com a magia é escolha de cada um.

Nunca devemos temer a magia, porque não podemos temer a energia criadora. Essencialmente não é a magia das trevas que escraviza uma grande quantidade de pessoas, mas o egoísmo e a falta de amor e de compreensão espiritual, porque magia é causa e efeito.

A magia acontece quando rimos, choramos, pensamos e sentimos, e também quando rezamos, xingamos, abençoamos, gratificamos ou reclamamos. O ser humano é criador da sua própria realidade e cocriador da realidade coletiva, portanto, é naturalmente um agente de magia, também conhecido como mago.

O Grande Espírito Criador tem um sistema perfeito para equilibrar as ações da magia no mundo. Toda causa tem um efeito e o Universo evolui sempre no sentido da harmonia. Nenhum ser humano pode mudar esta lei. Ela garante que tudo o que for nocivo, negativo e destituído de amor, ética e propósito verdadeiro fenecerá em meio às ações naturais e às regras da criação.

A magia das trevas não resiste aos meios pelos quais o Grande Espírito Criador define a sua obra, portanto, se aqui fazemos, aqui experimentamos os resultados das nossas ações. Nada passa ileso ao olhar superior.

Os resultados de cada ação magística realizada incessantemente, segundo a segundo, por cada ser humano, dão origem a frutos futuros. O que se planta se colhe! A semeadura é livre, mas a colheita é obrigatória. Jamais tema a magia. Apenas concentre-se em eliminar as mazelas da sua alma.

Cure o ódio, o rancor, a mágoa, o medo, a impetuosidade, o pessimismo, a maledicência, a raiva, porque, assim, mesmo que não tenha consciência, você se tornará um mago de luz a serviço do bem maior. E pode ter certeza de que o Grande Espírito Criador está recrutando diariamente novos magos de luz!

## MAGIA NO MOMENTO ATUAL

O nível de consciência e civilidade atual da humanidade permite uma liberdade relativa, proporcionando ao ser humano que assuntos como magia sejam tratados de forma mais aberta — portanto, mais madura —, o que contribui muito para a melhor compreensão dos aspectos envolvidos.

No passado, em civilizações onde os estudos de magia eram ocultados da massa popular, apenas grupos muito seletos de estudantes dedicavam-se ao aprofundamento da arte sagrada.

Espíritos portadores de visões espirituais muito estreitas e rudimentares jamais teriam condições de entrar em sintonia com visões tão profundas e libertadoras sem que grandes conflitos fossem gerados. Além disso, almas dotadas de intelectos avançados, entretanto, saturadas de ego, vaidade, orgulho e sede de poder, utilizaram — também secretamente — as aplicações da magia para objetivos nefastos, mesquinhos e maléficos.

Em muitos momentos, aqueles que perseguiam os estudantes, sacerdotes e iniciados da magia de luz eram também os mais interessados no poder da magia das trevas. Assim, o ocultismo se fez necessário. Não era possível disseminar as verdades universais tão leves, serenas, amorosas e libertadoras em meio às sociedades presas em paradigmas antagônicos à mensagem de amor ao próximo ou de fraternidade entre as raças.

Os grandes iniciados tiveram de conviver com o anonimato, ora porque precisavam esconder-se dos profanos[1], os quais em contato com a verdade dos fatos poderiam acusá-los de fazer pacto com o demônio, ora porque tentavam manter os conhecimentos da arte divina distante dos insensatos e tiranos.

---

[1] Pessoas rasas, fúteis, sem profundidade.

A arte da magia se escondeu, se ocultou, viveu no anonimato, tentando sobreviver às margens de uma sociedade materialista e alienada, mas os novos tempos chegaram: a humanidade se transformou e a magia ressurgiu.

As resistências são outras, mesmo assim são tantas! Mais uma vez, a arte sagrada encontra dificuldades para se fazer presente e mostrar à humanidade novos caminhos de cura, amor e transformação. Apesar disso, alguns avanços aconteceram não apenas para grandes iniciados ou sacerdotes de uma sociedade secreta. O que determina quem acessa este conhecimento é o nível de consciência e de elevação moral de cada ser.

O desafio atual não é o de fazer com que os ensinamentos da magia prevaleçam em relação aos profanos de agora, os quais agridem a arte sagrada, novamente a considerando um trabalho demoníaco. A tarefa de hoje concentra-se principalmente em demonstrar aos ansiosos e imaturos que a magia é a ferramenta e não o trabalho, o instrumento e não o trabalhador.

Assim sendo, a magia é a força que pode ser usada na direção que o mago quiser. O maior desafio ainda está em situar o mago que ele precisa saber a direção correta para oferecer a magia e compreender que só se deve utilizar a ciência cósmica sagrada se ele estiver guiado pelo amor, pela caridade, pelo altruísmo e pelas verdades da sua alma.

A magia é a mesma de sempre e os desafios também são os mesmos de um passado remoto, o de construir um caráter alinhado ao bem maior, livre de medos, vaidades, soberba, sede de poder, egoísmo e tirania.

Por isso, vamos nos concentrar na bênção que é poder aproveitar os dias atuais para estudar a ciência cósmica sagrada, amparados por leis que garantem a nossa liberdade.

Não morreremos na fogueira desta vez, mas lembre-se: ainda podemos ser pegos pela fogueira de nossas próprias vaidades e fascínios. Que Deus nos dê força para sentirmos o real chamado de nossos corações...

## OS TRÊS ELEMENTOS DA MAGIA

Quando falamos de magia, precisamos em primeiro lugar recordar que no Universo tudo é energia, e normalmente ela se apresenta de duas formas: condensada ou dispersa. Matéria é a energia condensada; energia, o estado latente, livre ou primordial da matéria.

O nome magia carrega consigo muitos elementos que, além de conferir ares sensacionalistas ao termo, o mistificam. Mas, conceitualmente falando, quando queimamos um palito de fósforo, estamos fazendo magia, quando aquecemos a água para o chá também. Em resumo, sempre que modificamos os estados energéticos das coisas em geral, realizamos magia, que é a transformação ou a transmutação da energia. Entretanto, quando falamos de magia no campo das curas naturais, dos processos de elevação da alma e da descoberta dos potenciais latentes do ser humano, precisamos estar cientes de outros aspectos.

Normalmente, no dia a dia, quando modulamos através de atitudes corriqueiras matéria ou energia, não fazemos conscientemente e nem desejamos através do foco mental que a força aflorada na magia seja projetada sobre um objetivo, objeto, situação ou pessoa. Por isso, precisamos entender os processos que envolvem a magia e, em especial, quais são os seus benefícios quando aplicados no campo do conhecimento e da evolução humana, nos aspectos físico, emocional, mental e espiritual.

Os três elementos principais da magia são:

| FOCO MENTAL + CONCENTRAÇÃO + INTENÇÃO |
|---|

1. **Foco mental** é a capacidade que temos de estabelecer um objetivo ou imagem mental com riqueza de detalhes. Quanto mais detalhado estiver o contorno da imagem projetada melhor será o resultado da magia. Em outras palavras, maior será a sua precisão.

**Exemplo:** Imagine que você tem um morango em suas mãos. Imagine com o máximo de precisão possível o seu tamanho, a sua cor, a sua textura, o seu peso e seus aspectos gerais. Perceba se ele está maduro ou não, se o seu aroma está mais intenso ou mais suave. Também delineie todos os outros detalhes que forem possíveis fixar em sua mente. Uma vez que você contornar a imagem mental com todas essas características, o primeiro elemento da magia será ativado.

2. **A concentração** é necessária para que essa imagem detalhada se mantenha estabelecida na mente do mago, sem que pensamentos impróprios abalem o seu foco mental. Quanto mais tempo o mago sustentar essa imagem ou matriz mental, maior será o poder de sua magia.

Nesse segundo elemento está um dos maiores desafios do mago, o de dominar os pensamentos, eliminar a agitação mental e purificar os burburinhos internos. É nesse estágio que muita gente falha, porque é preciso bastante disciplina para dominar os pensamentos aleatórios que invadem a mente. A receita é uma só: treino, treino e treino.

Uma vez que a pessoa mantiver o foco mental com concentração, o segundo elemento da magia estará ativado.

**Exemplo:** Agora que a imagem do morango, juntamente com todos os seus detalhes específicos, estiver desenhada em sua mente, sustente essa matriz mental o máximo de tempo possível, não permitindo que nenhum outro pensamento surja. Tudo que você deve fazer é manter a imagem detalhada do morango em sua mente. Quando a imagem oscila, a força da realização da magia enfraquece.

**3. A intenção** é o combustível, pois, sem ela, a matriz desenhada não se expande além dos limites da mente. É a intenção que determina a qualidade e a polaridade da energia produzida. A intenção positiva, limpa, amorosa e determinada dá vida à magia divina, que traz consigo elementos de cura, elevação, amparo, amor e iluminação. Além disso, é a intenção que materializa ou plasma no ambiente físico as qualidades pretendidas de determinada magia. As confusões emocionais são como bactérias que infectam a magia, portanto, livre-se delas. Quando as emoções elevadas estiverem envolvendo o foco mental, então o terceiro elemento da magia estará ativado.

**Exemplo:** Enquanto concentra a mente na imagem detalhada do morango, sinta amor pela vida, gratidão por existir e boa intenção no objetivo da imagem projetada. Alegre-se, deixe sua alma fluir com leveza, contentamento e tranquilidade. Elimine agitação, medo, raiva, mágoa ou angústia, pois essas emoções produzem a magia das trevas. É na condução desse terceiro elemento que o mago decide se dará vida à magia divina ou à magia das trevas. Por isso, cada um deve saber que é responsável pela magia que produz.

Quando o aprendiz de magia conhecer e dominar esses três principais elementos, então estará apto para produzir grandes ganhos pessoais e coletivos no sentido da cura, da elevação moral, do aumento da consciência, da expansão do amor, da ajuda ao próximo, da harmonização ambiental, entre tantos outros benefícios possíveis com o emprego da magia divina.

Nesse contexto, todo usuário consciente dos benefícios e possibilidades da magia poderá se utilizar da força dos elementos da natureza para potencializar seus resultados.

Os elementos da natureza fornecem inúmeras vantagens que variam de acordo com a sua essência. A água, o ar, o fogo, a terra, o éter, as plantas, os cristais, os sons e as cores têm a capacidade de — sozinhos ou combinados — oferecer grandes potencialidades aos efeitos da magia. A utilização dos elementos confere mais intensidade e precisão, pois são como amplificadores que aumentam o poder da magia, no sentido da sua força de realização.

Além disso, cada elemento natural é carregado com qualidades específicas de sua natureza, por exemplo: o fogo, que purifica, transmuta e queima; a água, que lava, faz fluir e arrefece; o vento, que gera movimento e desbloqueia; a terra, que drena, filtra, gera estrutura e firmeza; o éter, substância não material que pode ser moldada ao gosto do mago; e as plantas que atuam diretamente na mente e nas emoções de todos os seres, e por isso são largamente empregadas nos processos de cura.

## APRENDA A FAZER MAGIA... PORQUE VOCÊ JÁ FAZ SEM SABER

Mago é aquele que manipula a energia vital universal em benefício de algo. Os elementos dessa magia são a ação mental do mago, seu foco ou concentração, somados à sua intenção limpa, clara e direta.

Você faz magia quando dedica tempo, concentração e intenção sobre determinado foco, objeto ou elemento utilizando o poder do pensamento.

A energia vital universal é a força da vida que está presente em tudo e que magnetiza, ou seja, que confere vida a todo ser vivente, pois alimenta todos os corpos. No caso de seres pensantes, como é o do ser humano, a magnetização ou a imantação dessa força recebe influência dos pensamentos e emoções. Portanto, toda a energia vital universal toca e interpenetra os nossos corpos sutis e recebe a influência direta de nossos temperamentos.

Quando você pensar em algo, estará impregnando a energia vital que o toca com os elementos desse pensamento, não importa a natureza dele. Assim sendo, a magia básica é a arte de conferir à energia livre, solta, que viaja e gravita no Universo o magnetismo específico que uma intenção focada carrega.

O pensar, simples e puro, é um exercício de magia. Uma vez que o pensamento é focado em algum ponto, objetivo ou objeto, ele é descarregado com sua intensidade, vibração ou magnetismo sobre esse objetivo ou objeto.

Se você pensa, logo você é mago! Mas a pergunta a ser feita é: Você é um mago da luz ou das trevas? Você é um mago consciente de sua magia ou está alienado em relação ao poder que tem?

Se você quiser convocar seu poder de ser mago, saiba que pode fazer agora, entendendo, organizando, purificando e concentrando seus pensamentos nas direções que desejar.

No momento em que decidir ter a disciplina necessária para se concentrar no foco que deseja e adicionar a intenção necessária aos pensamentos, então, nesse instante, você passará a ser um mago, ativo e consciente. Mas isso ainda não é tudo que você precisa saber...

É preciso entender que atitudes geram consequências que ecoam pela eternidade e, por isso, você precisará vigiar — no sentido de avaliar e lapidar — constantemente o produto de sua magia, para que ela seja sempre derivada de pensamentos e emoções superiores, pois dessa forma a sua missão como mago será a de melhorar o mundo.

RESUMO: ELEMENTOS BÁSICOS DA MAGIA

**Foco + Concentração + Intenção + Amor/Respeito/ Gratidão** = MAGIA DIVINA OU MAGIA DE LUZ

**Foco + Concentração + Intenção + Desequilíbrios Emocionais como Raiva/Egoísmo** = MAGIA DAS TREVAS

O universo mental e emocional do mago determina a qualidade ou a polaridade da magia. Se o mago não aprender a curar suas emoções negativas, então, mesmo sem saber ou desejar, tornar-se-á um mago a serviço do mal. O equilíbrio das emoções é a chave da magia divina ou magia de luz.

## O INGREDIENTE SECRETO DA MAGIA

A magia é uma ciência sagrada que se baseia na manipulação de energias naturais invisíveis — portanto, extrafísicas — com os objetivos mais variados. Um estudante de magia, pelo menos em tese, deveria aplicar todo o seu esforço na busca pelo conhecimento da interação entre as energias da natureza, os homens e todos os seres vivos; já que a manipulação consciente das energias naturais acontece pela correta aplicação das faculdades psíquicas e espirituais do assim chamado mago.

## Macumba

No conceito coloquial ou popular, macumba seria também magia, mas ligada ao que costuma ser chamado de ebó, feitiço, despacho, coisa-feita, mironga, mandinga. Essa não é uma definição correta, pois o significado dessa palavra difere e muito do conceito popular aplicado.

A primeira definição de "macumba" que se encontra em qualquer dicionário é: "antigo instrumento musical de percussão, espécie de reco-reco, de origem africana, que dá um som de rapa (rascante)". Já macumbeiro é o tocador desse instrumento.

Popularmente, a palavra "macumba" também é utilizada para designar genericamente os cultos nas religiões com origem afro-brasileira, como a Umbanda, por exemplo. Nesse contexto, tais instrumentos são utilizados nos rituais específicos da religião.

Faz-se necessária essa breve explanação para que o leitor entenda que o sentido original de magia e macumba em uma utilização mais popular são os mesmos, ou seja, manipular forças ocultas ou extrafísicas da natureza.

## Definições

O significado da palavra "magia" provém da língua persa, *magus* ou *magi*, que significa "sábio". Da palavra "magi" também surgiram outras, tais como "magister", "magista", "magistério", "magistral" e "magno". Resumimos os objetivos e benefícios que sempre foram buscados através da magia. Assim, podemos sintetizá-los basicamente em dois:

1. Estabelecer o contato com os aspectos ocultos e invisíveis do Universo. Nesse caso, podemos compreender como

uma tentativa interminável de entender o Grande Mistério da Vida, em especial seus aspectos divinos.

2. Obter ganhos no sentido amplo da palavra, como conquista de objetivos pessoais, coletivos, curas, prosperidade, harmonia, conhecimento, sabedoria, abertura de caminhos. Em outras palavras, podemos considerar como a busca pela conquista de mais poder em diversos segmentos e aspectos da vida em todo o seu contexto.

## TODOS FAZEMOS MAGIA!

Todo ser pensante é um mago! Além disso, um mago não é alguém que faz o mal ou que necessariamente está sintonizado com valores morais deturpados. Mago é qualquer ser que aplica sua vontade pessoal (intenção), somada a seu pensamento focado na direção de algum objetivo ou propósito.

Nesse esclarecimento, é bom entender que um padre é um mago, assim como um pastor, um monge, um espírita, um reikiano, um psicólogo, um cético, um político, um executivo, uma dona de casa, eu, você... Todas as pessoas que se dedicarem a concentrar um pensamento e uma vontade na direção de algum objetivo estarão fazendo magia.

O que define o tipo de magia é a maior ou menor aptidão do mago, bem como o seu padrão moral. Se os objetivos forem egoístas, sintonizados com valores deturpados ou destituídos de moral, então teremos a produção da magia das trevas. Por outro lado, se os objetivos forem altruístas, voltados ao bem maior e sintonizados com os padrões morais mais elevados, então teremos a representação exata da magia divina ou magia de luz.

## QUAL MAGIA VOCÊ FAZ, DE LUZ OU DAS TREVAS?

Como controlamos esse processo?

Por meio do controle e da melhoria do que somos e do que pensamos, entre outras palavras, "orando e vigiando"!

A magia é manipulação de forças mentais aliadas à vontade de cada ser, ou seja, é resultante da energia da intenção somada à do pensamento. Dessa forma, todos somos magos!

O termo "mago" pode até não agradar a muitas pessoas, contudo, precisamos deixar claro que ele serve para denominar todo ser humano que foca um pensamento e um desejo no sentido de realizar seus objetivos.

No passado, em antigas escolas de mistérios de civilizações que se destacaram na história da humanidade, um seleto grupo de pessoas foi submetido a rigorosos treinamentos no uso da magia nas suas mais diferentes variações e linhagens. Quando os ensinamentos dessas antigas escolas foram utilizados para o bem maior, o homem produziu incríveis benefícios para a humanidade.

Quando esses mesmos ensinamentos caíram nas mãos de pessoas egoístas e ainda despreparadas para entender os ensinamentos superiores da luz, atrasos conscienciais se instalaram, além de conflitos de grandes proporções.

Atualmente, a maioria da população acredita que quem faz magia é do mal e, quando ouve essa expressão, imediatamente entende que o termo só é utilizado por seres ligados ao universo maligno.

Quando você reza, faz magia. Quando um casal planeja gerar e criar um filho, faz magia. Quando você sonha com um novo carro e mais tarde o conquista, faz magia.

No momento em que reclama da vida, lamenta e critica tudo ao seu lado, você faz magia. Quando assiste ao noticiário policial e sofre com as últimas ocorrências, fala mal de outra pessoa e faz fofoca, você está fazendo magia.

Quando faz sexo casual apenas com foco em saciar desejos mais primitivos, você faz magia. Se faz amor com a pessoa amada, que é de um relacionamento estável e sincero, você faz magia. Ao desejar o bem ou o mal de outros, você faz magia. Se mantém seu pensamento negativo, faz magia.

Tudo é magia, entretanto, se é de luz ou das trevas, o que define é a pureza, o amor da intenção e a base moral do mago. Essa é a lei, esse é o ingrediente secreto da magia.

O que determina a força maior ou menor de uma magia é a atenção focada no objetivo. Quanto mais atenção ao assunto, concentração mental e dedicação, maiores, mais intensos e precisos serão os resultados.

Atualmente, remanescem muitos estudos com o objetivo de buscar conhecimento acerca do termo, entretanto ainda existem aqueles indivíduos que insistem em exercer a magia com objetivos egoístas, insensatos ou até malignos.

Para esses, que fique o alerta de que no Universo nada passa despercebido e cada um colhe o que planta. Mas não podemos generalizar — pois esse é o grande erro da humanidade —, já que incríveis curas e feitos foram alcançados pelo poder da magia.

Então, que tenhamos consciência de que somos todos magos e devemos focar nossos atos no sentido do bem maior, fazendo ao próximo somente o que queremos que façam a nós.

## SER FELIZ OU TRISTE É RESULTADO DE MAGIA

A saúde, a alegria e a plenitude são resultado de magia de luz feita por nós mesmos, somada às magias que aceitamos de terceiros. Já as doenças, as depressões, as mágoas, os medos, as inseguranças e as neuroses são resultado de magia das trevas feita por nós mesmos, somada às que aceitamos de terceiros.

Dedicação, atenção e esmero são os aditivos necessários para a magia, mas o ingrediente especial é o padrão moral do indivíduo, pois só ele determina se a magia será de luz ou das trevas. Muitos estão fazendo magia das trevas sem perceber, porque estão alienados.

Que Deus nos ilumine e nos dê discernimento para que não sejamos nenhuma dessas pessoas.

## A MAGIA COM AS ERVAS

Muitas pessoas querem saber mais a fundo sobre o intrigante papel das plantas em sua utilização nos processos magísticos, ritualísticos, espirituais e de cura. Por que as plantas são tão eficientes nesses usos? Quais são realmente suas capacidades? Por que alguns tratamentos feitos à base de plantas são tão eficientes e benéficos?

Existem muitas variáveis que podem ser analisadas para justificar esses incríveis benefícios do uso magístico, energético ou ritualístico das plantas, entretanto, cabe expor um aspecto que se destaca entre eles.

As plantas se desenvolvem absorvendo forças da terra, da água, do ar, do sol e da energia vital que interpenetra todos os seres vivos. Os vegetais absorvem a energia vital, "prana" para os hindus, "ki" para os japoneses, "chi" para os chineses ou simplesmente energia cósmica para os leigos.

Uma planta em sua formação consegue absorver grande parte dessa energia vital presente na atmosfera, que, por sua vez, fica retida na estrutura essencial da planta. Assim sendo, qualquer vegetal possui uma grande quantidade de energia vital acumulada, que também podemos chamar de energia potencial.

Muitas pessoas nos perguntam nos cursos de Fitoenergética[2]: "Mas o ser humano também não pode absorver toda essa quantidade de energia que a planta armazena?".

A resposta é: não!

Não conseguimos armazenar nem 10% de toda a energia vital que a atmosfera nos oferece, por conta da alta densidade de nossos corpos físico e espiritual, o que impede essa assimilação.

Grandes *yogis* e praticantes de avançadas técnicas de respiração e absorção de prana podem chegar perto desses 10% de armazenamento de energia vital quando muito dedicados e disciplinados em suas práticas diárias, mas a maioria de nós, não.

Dessa forma, as plantas são intermediárias no processo de absorção dessa energia. Os vegetais atuam como ponte para que possamos aumentar nosso nível de absorção e por isso podem ser tão bem empregados em diversos usos.

---

[2] É um sistema natural de cura, equilíbrio e elevação da consciência que, através da energia das plantas (Fitoenergia), ajuda os seres vivos no equilíbrio das emoções e pensamentos que, quando estão em desequilíbrio, são os reais causadores das doenças. É uma terapia que proporciona a elevação da consciência e do discernimento, estimulando profundos sentimentos antiegoísmo.

Quando a mãe passarinho tem seu filhote, ela precisa ajudá-lo a se alimentar. Então ela busca o alimento, facilita a mastigação dele, para somente depois colocá-lo no bico de seu filhote, que ainda não consegue triturá-lo perfeitamente. Dessa maneira, a mamãe passarinho atua como uma intermediária entre o alimento e seu filhote, facilitando a sua alimentação, que em seus primeiros dias de vida não seria possível sem essa ação amorosa.

E o papel das plantas é muito similar... Elas são como as mamães passarinho para nós. Permitem que assimilemos um nível de energia vital que sozinhos não conseguiríamos.

É válido lembrar que cada espécie de planta possui particularidades diferentes quanto ao padrão energético, todavia, no que tange à energia vital em um contexto geral, elas convergem ao mesmo aspecto, são acumuladoras, pois guardam em sua estrutura grandes quantidades de força vital.

O emprego das plantas em processos de cura, usos magísticos, espirituais ou ritualísticos é eficiente porque normalmente utiliza a energia sutil contida na estrutura delas. Quando o usuário sabe despertar essa energia acumulada, passa a utilizar um campo de energia vital que fica gravitando ao redor dele, aguardando que seja magnetizado com intenções específicas de acordo com os objetivos da magia.

Quando despertada, a energia oferece a possibilidade de ser impregnada com a intenção que o manipulador dela deseja, e é por isso que o indivíduo que manipula essas energias precisa ter ótimo foco mental, intenções superiores e, acima de tudo, elevado padrão moral, já que qualquer planta poderá ser utilizada como geradora de campo energético sutil.

Lembre-se: força vital potencial é a substância que dá forma e direção à magia com as plantas.

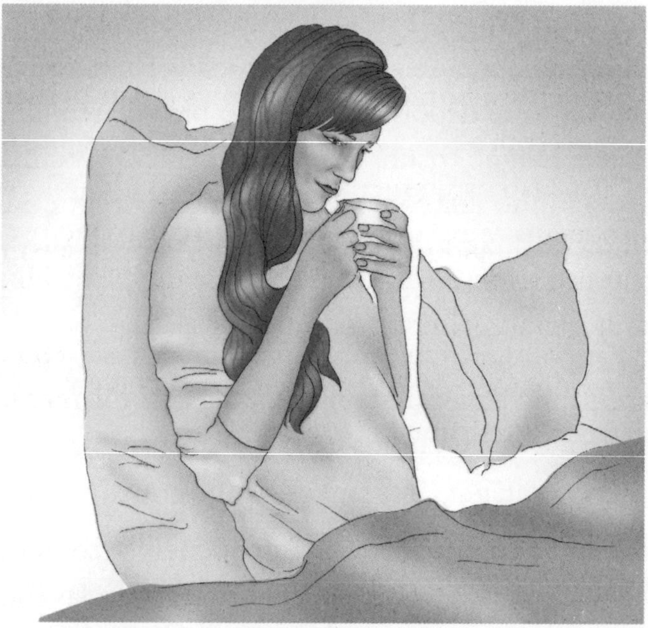

Tome um chá com intenção positiva e elevação mental. Faça desses momentos uma meditação e um ritual de conexão espiritual.

Cuide do seu jardim ou de seus vasos com uma atitude positiva, tornando-se sensível a essas vibrações que podem ser despertadas sobre você.

Queime um incenso com alegria e paz no coração, consciente de que a força das plantas contidas ali envolverá o seu espírito. Sinta essa energia com gratidão.

Olhe para o mato ou para o verde, honrando sua força e suas virtudes. Sempre estabeleça uma conexão mental com as plantas ao seu redor e, acima de tudo, seja muito respeitoso.

Quando souber se relacionar com o reino vegetal com gratidão e consciência de seus potenciais, certamente você conseguirá receber seus melhores benefícios e, por consequência, será uma pessoa mais feliz, saudável e plena.

## A ESSÊNCIA DA MAGIA DAS PLANTAS

Infelizmente a humanidade nos dias atuais perdeu muito o seu contato com a força e a magia que está presente no reino vegetal. O nosso afastamento é tal, que podemos constatar através do seguinte exemplo: hoje é muito mais fácil e acessível encontrar um remédio alopático do que um pé de Hortelã ou Camomila, principalmente nas metrópoles.

Nós perdemos o costume de cultivar ervas em casa e utilizá-las diariamente como prevenção!

Por consequência dos novos tempos, novos hábitos e visões acerca do todo, gradativamente, o ser humano tornou-se mais materialista, portanto, iniciou um caminho no sentido oposto ao conhecimento dos grandes mistérios do Universo.

Não é uma visão pessimista, porque sabemos que nada está errado e tudo tem o seu propósito para os planos do Grande Espírito Criador. Em outras palavras, não existem caminhos errados, mas apenas os mais curtos e simples, como também os mais difíceis, longos e tortuosos. Assim sendo, podemos considerar que o livre-arbítrio de cada um determinará o tipo de percurso.

Voltando ao tema central deste livro — a magia com as plantas —, é imprescindível afirmar que existe uma força sutil que está presente em cada planta ou partícula vegetal, a qual possui incríveis potencialidades benéficas aos seres humanos.

Para entender melhor esses benefícios, primeiramente precisamos lembrar que nossos corpos físicos são veículos de manifestação da nossa consciência divina, também chamada de alma ou até mesmo espírito, dependendo do contexto. Queremos dizer que não somos o corpo físico que temos, mas estamos dentro dele, habitando-o e utilizando-o como um instrumento de condução da nossa vontade no plano material.

Ampliando a visão sobre nós mesmos, podemos concluir que somos um sistema ou conjunto que une o corpo, a mente e o espírito. Isso tudo é uma grande concentração de energias, algumas condensadas na forma de material orgânico, que constituem nossos corpos densos, já outras dispersas, portanto, sutis, que interpenetram a massa física, bem como gravitam ao redor dela.

A força de vitalidade que alimenta os nossos corpos não vem unicamente por via oral, por conta do que ingerimos, mas também é absorvida pelo ar que respiramos e pela nossa aura ou campo energético.

Infelizmente, a comunidade científica tradicional está muito defasada em seus conceitos e, dessa forma, não considera que nossos corpos físicos sejam também alimentados por uma força de vida. É aí que o intrigante poder do reino vegetal pode nos amparar.

No convívio com os diferentes ambientes e pessoas, interagimos mutuamente com diversos campos de energias sutis. Quando fazemos essa interação, recebemos energias externas, seja de pessoas ou de ambientes, e também as doamos da mesma forma. Além disso, tudo o que pensamos e sentimos tem o poder de manipular (positivamente quando são superiores e negativamente quando são inferiores) o nosso campo energético ou aura.

O padrão humano atual de pensamentos e sentimentos está muito perturbado e contaminado por aspectos ruins, como medos, mágoas, tristezas, pessimismos e muito mais. O que precisamos entender é que isso tem nos custado caro, porque a manutenção desse padrão tem densificado muito a nossa porção extrafísica, justamente a parte responsável por absorver os fluidos vitais presentes na natureza, no sol, no Universo.

O tempo vai passando, os comportamentos negativos continuam e nossa aura segue tornando-se mais densa. Por consequência, começa a diminuir a potencialidade de absorção natural que a aura possui, em outras palavras, passamos a absorver menos energia vital, porque nosso poder de absorção está contaminando por nossos pensamentos e emoções.

Então, naturalmente o estímulo de vitalidade e consciência, tanto para o corpo quanto para a mente, diminuirá gradativamente, até ficarmos doentes, infelizes e cada vez menos envolvidos de sentimentos nobres, pois estamos trancando a passagem das bênçãos superiores que a Grande Energia Criadora nos oferece constantemente.

Em uma análise preliminar, poderíamos concluir que o cenário seria desanimador, isso se não fosse a bondade de Deus em nos enviar Seus melhores mensageiros, exatamente com o objetivo de nos conduzir de volta ao caminho da plenitude, da cura e do equilíbrio.

Assim como o passarinho adulto busca alimento para o seu filhote e o alimenta diretamente no bico, até que o recém-nascido tenha a sua autonomia, as plantas são intermediárias do processo de cura e regeneração da nossa aura.

Isso acontece porque o reino vegetal nos oferece uma energia sutil contida em suas sementes, raízes, galhos, folhas, troncos, frutos, exatamente o tipo de energia que não temos facilidade de produzir por conta própria.

É uma energia abençoada que carrega consigo a frequência do amor, da cura e do equilíbrio, que serve à humanidade da mesma forma que a mamãe passarinho serve aos seus filhotes. É nesse ponto que podemos contextualizar a questão da magia com as ervas. Querendo ou não, consciente ou não, a energia das plantas atua na aura de qualquer ser humano, estimulando-o a regenerar-se de pensamentos e emoções em desequilíbrio.

A magia com as ervas começa quando temos consciência desse mecanismo e nos abrimos para perceber com mais intensidade a força das bênçãos que vem do "verde".

Munidos do conhecimento de que o reino vegetal, entre tantas outras funções incrivelmente benéficas à humanidade, também nos oferece fluidos balsâmicos capazes de nos curar e elevar, além de aumentar a receptividade e potencialidade dessas virtudes.

O primeiro passo para proceder à magia com as plantas é expressar o quanto se está consciente de seus benefícios. Além disso, precisamos exaltar o sentimento de gratidão em qualquer contato com elas.

Quando a manipulação do verde for feita sem essa consciência e gratidão, o poder dele não se expressa totalmente. Podemos dizer que, sem a consciência do poder das ervas, bem como sem a gratidão, captamos apenas uma pequena parte dessas virtudes e potencialidades.

A magia divina do verde se revela em sua totalidade apenas para corações humildes, gratos e conscientes.

Este é o segredo: humildade, gratidão e consciência. Somente assim receberemos a totalidade da bênção do verde.

Mude ou amplie a sua visão quando o assunto for o reino vegetal, pois está no verde da natureza um dos grandes caminhos para a nossa plenitude!

·2·

# ENTENDA A SUA ENERGIA

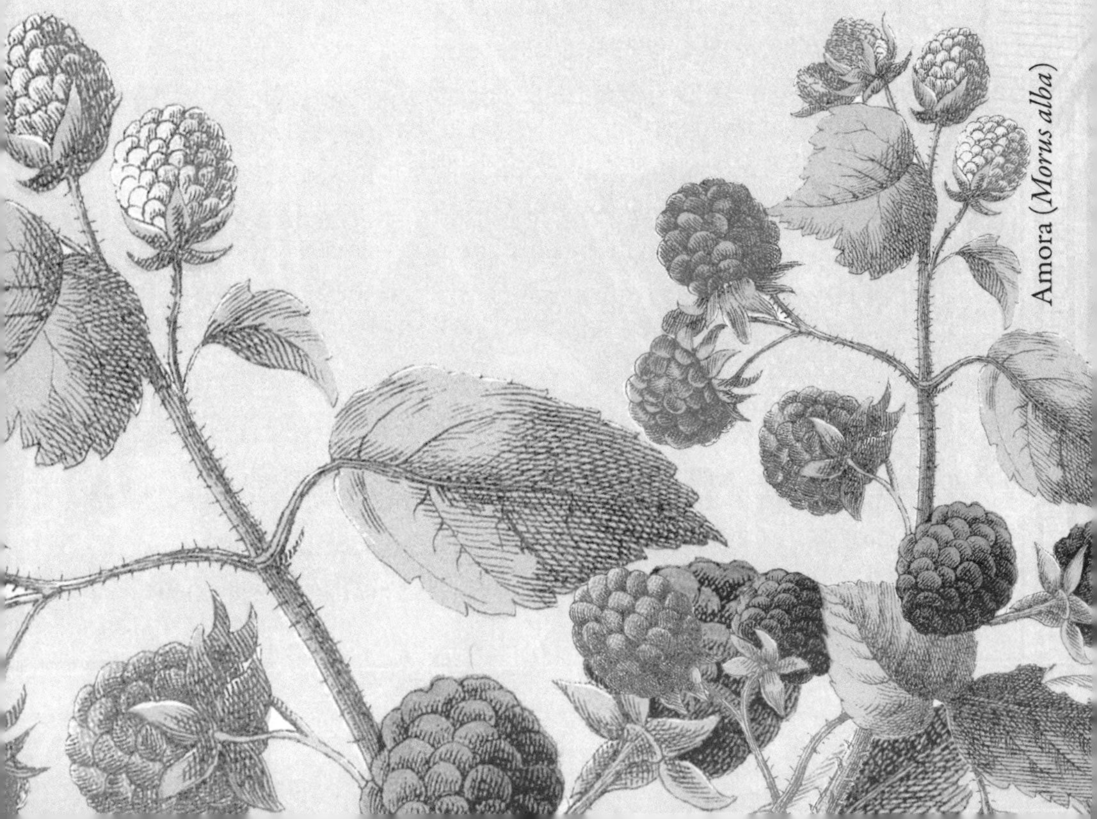

Amora (*Morus alba*)

TUDO O QUE SE MANIFESTA EM NOSSO UNIVERSO material é feito de energia em estado livre ou condensado. O que podemos tocar, como uma cadeira, um objeto qualquer ou mesmo as nossas mãos, trata-se de energia agrupada. E aquilo que não vemos, mas podemos sentir, trata-se de energia solta, dispersa e livre, como a força do vento ou a luz do sol tocando a nossa pele, por exemplo.

Desde o início do pensamento humano, todos nós buscamos explicar os fenômenos da natureza e hoje tanto a física clássica quanto a física quântica concordam que tudo o que existe está em diferentes estados de energia e que somos feitos das mesmas partículas com as quais o Universo foi criado. Nesse aspecto, fomos feitos à imagem e semelhança do Criador, pois somos constituídos da mesma energia cósmica que permeia tudo o que existe.

Há mais ou menos 10 mil anos, os hindus especializaram-se no estudo da energia do corpo humano, dando origem ao que hoje conhecemos como Medicina Ayurvédica. Essa denominação parte dos Vedas, as sagradas escrituras hindus dadas pelo Deus Brahma aos humanos para chegarmos mais rápido ao nosso estado de iluminação. "Veda" significa conhecimento e certamente o povo hindu sempre esteve muito adiantado em seus estudos sobre a energia humana, tanto que até os dias atuais é um mistério compreender como eles detinham tanto conhecimento sem os modernos equipamentos que encontramos hoje na tecnologia.

Nessa tradição, encontra-se o estudo dos chacras, que se mantém vivo até os tempos atuais por reunir um esquema lógico de interação entre os centros de energia do nosso corpo e as sete glândulas endócrinas principais, que são capazes de secretar hormônios e diversas substâncias fundamentais para a manutenção da nossa saúde.

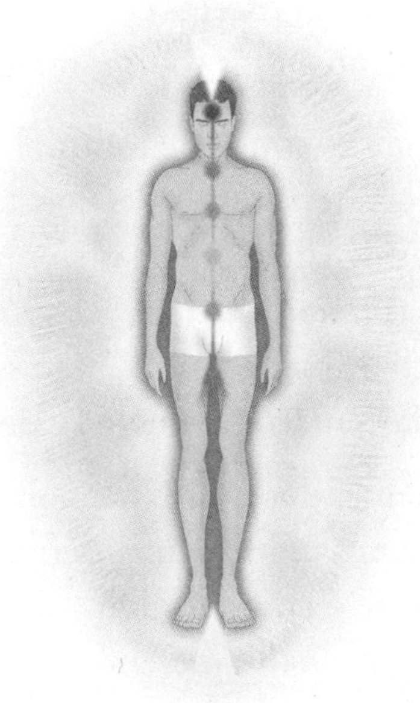

Nesse contexto, a palavra "chacra" significa roda ou centro energético, fluxo, redemoinho ou simplesmente roda de luz. Na Índia, a pronúncia correta é "T'chakra", mas aqui no Brasil falamos chacras.

Eles são rodas de energia ou vórtices de luz presentes em nosso corpo. As principais literaturas de bioenergia falam em 90 mil chacras presentes no nosso corpo, mas existem muito mais.

Sete chacras são os grandes centros gerenciadores de energia responsáveis pelos chacras menores. Eles têm a função de captar a energia do ambiente e distribuí-la de forma natural e inteligente pelas camadas de nosso corpo até que essa energia abasteça nossas glândulas endócrinas principais e os órgãos ligados a cada um deles.

Se recebemos e distribuímos energia de qualidade e compatível com a nossa natureza, nossas glândulas, órgãos e tecidos são vitalizados e têm cada vez mais saúde. O contrário também é verdadeiro: se recebemos e distribuímos energia desqualificada e incompatível com a nossa "máquina" humana, nosso sistema interno sofre uma desvitalização, que resulta em doença.

Essa relação é muito simples e foi amplamente constatada na nossa experiência de 15 anos em consultório atendendo milhares de pessoas. Existem energias compatíveis com nossa natureza e elas nos trazem saúde, mas também há energias desqualificadas e muito incompatíveis com nosso corpo e elas nos deixam doentes. Mas, então, que energias são essas?

São as provenientes dos nossos pensamentos, sentimentos e emoções. E nós temos um sistema interno inteligente muito capaz de identificar se é bom ou ruim aquilo que pensamos e sentimos. É algo automático e inerente à nossa natureza: sabemos que raiva nos faz mal e que amor nos faz bem. Simplesmente sabemos.

A questão é que, se alguém sente uma mágoa por anos a fio, ela se instala em nosso corpo materializando-se de uma forma alheia ao nosso sistema e pode se transformar em algo estranho ao nosso organismo: um cisto, um cálculo, um tumor ou alguma patologia. A mágoa não é condizente com o nosso sistema: é como colocar o combustível errado em um carro: ele não liga, não anda ou perde performance, pois não fomos feitos para sentir mágoa.

A nossa natureza é o amor, a compaixão, a fé, o prazer, a alegria, o otimismo, a motivação, a harmonia, a felicidade, a gratidão, o respeito, a admiração, a devoção, o altruísmo, o contentamento e a luz.

Os grandes mestres espirituais nos dizem que a nossa missão aqui na Terra é expressarmos nossa beleza e sermos muito felizes, como um gato brincando em um jardim. Então, quando vivemos na simplicidade dos bons sentimentos e pensamentos, além de conectados à natureza, temos felicidade plena.

Se estamos mergulhados em uma vida corrida, agitada, estressada, no piloto-automático e conectados a sentimentos e pensamentos ligados à raiva, à mágoa, ao medo, ao estresse, à preocupação, à competição, à angústia, à euforia, a paixões obsessivas, a desejos desenfreados, à ansiedade, à vingança e a tantos outros, vamos nos distanciando da fonte de saúde que encontramos nos sentimentos elevados.

O homem foi feito para sentir amor: esse é o nosso maior combustível, que nos traz estabilidade e alta performance em tudo o que fazemos. O amor é o que nos traz prazer, alegria, saúde e vitalidade.

O amor rejuvenesce! E não estamos falando apenas do amor romântico, mas do amor universal presente em tudo o que é vivo. Nesse quesito, a natureza tem muito a nos ensinar.

É impossível não sentir o amor do Criador Universal contemplando uma flor ou uma árvore. A beleza e o frescor de uma floresta, além da energia presente em cada elemento responsável por forjar o crescimento de uma espécie, são nítidos quando observamos a natureza. E os chacras estão presentes em cada flor, em cada árvore, em cada partícula, alimentando de energia divina tudo o que está vivo.

Aquele pássaro que canta ao amanhecer tem um chacra em sua garganta que o abastece de energia divina. A íris dos seus olhos possui chacras que os abastecem de luz para que você possa enxergar.

A Via Láctea é um chacra do nosso Universo, e o Sistema Solar é um chacra da nossa galáxia. Aquele ciclone que passa de vez em quando é o exemplo perfeito de um chacra, um vórtice de energia que está presente em todas as coisas. Costumamos dizer que um ciclone ou furacão é um chacra materializado.

Se você quer conhecer melhor o seu corpo, as suas emoções, os seus pensamentos e os seus sentimentos, enfim, quem é de verdade, precisa conhecer melhor os seus chacras.

Quando falamos de magia com as ervas, essa necessidade é maior ainda, porque todas as vezes que você aplicar os três ingredientes da magia que vimos na primeira parte deste manual, estará acionando os seus chacras. Assim como todas as pessoas que recebem os resultados dos seus preparados de magia com as ervas, os animais de estimação também recebem os benefícios e curas por meio de seus chacras.

A seguir, você terá os nomes e as funções dos principais chacras. Nós os apresentaremos com o nome popular simplificado como números (1°, 2°, 3°, etc.) e a versão original em sânscrito para que você possa ter noção da origem desse conhecimento.

Contudo, o nome não é o que mais importa, e sim os aprendizados associados.

Acho que você já percebeu que esse é um conhecimento importante, não é mesmo? Então, vamos conhecer os principais chacras humanos?

## 1º CHACRA OU *MULADHARA*

É o chacra conhecido como base ou raiz e localiza-se na região do períneo, que é o espaço onde está a pele existente entre o ânus e os órgãos sexuais.

A missão desse ponto de energia é nos fazer andar sobre a Terra de forma leve, feliz e harmoniosa. É vinculado às glândulas suprarrenais e à produção de adrenalina. Quando está em equilíbrio, produz o espectro vermelho.

Esse chacra se desequilibra quando não conseguimos desenvolver nossa caminhada em razão de falta de estrutura, por não termos supridas as nossas necessidades básicas. Quando fica por muito tempo em desequilíbrio, podem ocorrer doenças nos ossos, no sangue, na coluna vertebral, nas pernas e nos pés. É associado ao elemento terra.

**Sentimentos, pensamentos e emoções associadas ao desequilíbrio do 1º chacra:** problemas familiares, excesso de responsabilidade pessoal, profissional ou familiar. Dificuldades na estrutura de vida como falta de dinheiro, emprego ou moradia. Quando as necessidades básicas não estão supridas.

**Aspectos da consciência despertados quando o 1º chacra está em equilíbrio:** energia de sobrevivência e bom funcionamento físico, estrutura de base, força de base, equilíbrio nas finanças, no trabalho e boa percepção de si mesmo (autoconsciência).

## 2º CHACRA OU *SWADHISTANA*

É o nosso 2º chacra, conhecido como sexual. Localiza-se sobre os órgãos sexuais. A missão desse plexo é que tenhamos sucesso e harmonia nos relacionamentos, em nossa autoestima e em sentir prazer em viver a vida.

É vinculado às glândulas sexuais, à produção de testosterona nos homens, e à progesterona nas mulheres. Quando está em equilíbrio, produz o espectro da cor laranja.

Esse chacra se desequilibra quando não conseguimos nos relacionar de forma harmoniosa com as outras pessoas e conosco. Quando fica por muito tempo em desequilíbrio, podem ocorrer doenças físicas na região dos órgãos sexuais e do baixo ventre. É associado ao elemento água, que representa o líquido amniótico do útero materno.

**Sentimentos, pensamentos e emoções associadas ao desequilíbrio do 2º chacra:** dificuldades nos relacionamentos com cônjuges, parentes, amigos e consigo mesmo. Autopodar-se de realizações na vida, falta de aceitação do corpo, baixa autoestima e dificuldade em viver os prazeres da vida.

**Aspectos da consciência despertados quando o 2º chacra está em equilíbrio:** equilíbrio da sexualidade, vínculos e relacionamentos. Prazer pela vida, autorrespeito, autoestima e autoconfiança.

## 3º CHACRA OU *MANIPURA*

É o nosso 3º chacra, vinculando-se ao centro de energia conhecido como umbilical.

A missão do 3º chacra ou plexo solar é exercer o nosso poder pessoal na Terra de forma equilibrada, não permitindo que o ego negativo vença, mas também impedindo que exista vitimização e autopiedade. Poderíamos dizer que a missão desse chacra é contribuir para que vivamos a vida com sabedoria, trilhando o caminho do meio, através da compaixão, da tolerância e do contexto de eternidade.

O 3º chacra é vinculado aos órgãos do sistema digestivo e à produção de insulina, suco gástrico, diversos ácidos e outras substâncias estomacais. Quando está em equilíbrio, produz o espectro amarelo, a cor vinculada ao poder e à sabedoria.

Esse corpo se desequilibra quando não conseguimos exercer o nosso poder de forma harmoniosa e nos descontrolamos, produzindo raiva, medo, mágoa, ansiedade, compulsão, paixões obsessivas e tantas outras emoções negativas.

Quando fica por muito tempo em desequilíbrio, podem ocorrer doenças físicas nos órgãos vinculados à digestão: fígado, estômago, intestinos, baço e pâncreas. No desequilíbrio desse chacra é que muitas vezes nos perdemos nas paixões, obsessões e desejos desenfreados. É a força mais difícil de ser equilibrada.

É associado ao fogo, que é um elemento volátil. Quando em desequilíbrio, pode tanto se apagar quanto causar um incêndio com grandes danos ao nosso corpo, mente e espírito. Se equilibrado, é como uma fogueira, capaz de nos aquecer e auxiliar no cozimento de nossos alimentos. Esse fogo representa a nossa vontade incendiada, equilibrada ou apagada.

**Sentimentos, pensamentos e emoções associadas ao desequilíbrio do 3º chacra:** raiva, medo, insegurança, mágoa, tristeza, remorso, arrependimento, não engolir a vida, falta de aceitação, intolerância, desejos não realizados, ansiedade, angústia, pânico, não perdoar, se vitimizar, excesso de infantilidade, falta de flexibilidade, carência afetiva, vergonha, culpa.

**Aspectos da consciência despertados quando o 3º chacra está em equilíbrio:** poder pessoal, alegria, autoconfiança, coragem, emoções e desejos equilibrados, tolerância, perdão, gratidão, respeito e equilíbrio de modo geral.

## 4º CHACRA OU *ANAHATA*

É o nosso 4º chacra, conhecido como cardíaco. A missão dele é o equilíbrio entre nosso "eu terreno" e nosso "eu divino". Vinculado ao sentimento de amor, compaixão, sabedoria, paz, equilíbrio e cura, o 4º chacra é associado aos órgãos do sistema cardíaco e respiratório e à produção de hormônios da glândula timo.

Quando está em equilíbrio, produz o espectro verde, a cor vinculada ao equilíbrio, à cura e ao amor universal. Esse chacra se desequilibra quando não conseguimos amar com equilíbrio e quando nos deixamos levar pelos apegos e pelo materialismo excessivo. Quando fica por muito tempo em desequilíbrio, podem ocorrer doenças físicas nos órgãos vinculados ao sistema cardíaco e respiratório: coração, sistema vascular e pulmões.

É associado ao elemento ar, aos pulmões, à respiração e ao coração, que revela o poder sublime do amor verdadeiro, incondicional e compassivo. Esse chacra em equilíbrio nos revela uma sensibilidade romântica, sutil e amorosa.

**Sentimentos, pensamentos e emoções associadas ao desequilíbrio do 4º chacra:** sentimentos reprimidos, tristeza, não achar graça na vida, materialismo excessivo, falta de compreensão, falta de sensibilidade, excesso de apego por tudo, dores de perda e abandono.

**Aspectos da consciência despertados quando o 4º chacra está em equilíbrio:** sentimentos nobres, altruísmo, amor romântico, amor universal e incondicional, amor por si mesmo, intuição, sabedoria, compaixão, discernimento.

## 5º CHACRA OU *VISHUDDA*

Conhecido como laríngeo, a missão desse chacra é a comunicação e a expressão de nosso "eu divino". Ele também está vinculado à realização de projetos, metas e objetivos, ou seja, colocar em prática aquilo que se deseja.

Esse chacra é associado à garganta, às glândulas tireoide e paratireoide e à produção de tiroxina, um hormônio que purifica o sangue e regula o peso do corpo físico.

Se está em equilíbrio, produz o espectro azul claro, a cor vinculada à paz celeste e à tranquilidade. Esse chacra se desequilibra quando não conseguimos expressar nossos ideais por meio da fala, dos gestos, da escrita ou das artes, ao bloquearmos nossas formas de expressão por vergonha ou timidez. Quando fica por muito tempo em desequilíbrio, podem ocorrer doenças físicas na região da garganta, dos ombros, dos braços e das mãos — que são extensões de nossa garganta.

Associado ao elemento som, quando em equilíbrio, esse chacra emana para o Universo o sinal sonoro correspondente a tudo o que desejamos materializar e realizar. É a força da materialização que reside em nossa garganta (através das palavras que proferimos) e em nossas mãos (através das ações que realizamos), para captar uma energia imaterial e transformá-la em realização material.

**Sentimentos, pensamentos e emoções associadas ao desequilíbrio do 5º chacra:** não conseguir falar, não conseguir opinar, não conseguir verbalizar ou expressar os sentimentos, engolir os sentimentos reprimidos, não conseguir colocar em prática os projetos, procrastinar.

**Aspectos da consciência despertados quando o 5º chacra está em equilíbrio:** autoexpressão, criatividade, materialização de ideias, realizações, inteligência em ação.

## 6º CHACRA OU *AJÑA*

Conhecido como frontal, a missão do 6º chacra é a sincronização de nossa mente com os ideais e os objetivos da Mente Divina para que possamos realizar, por meio de nossos pensamentos, os projetos divinos.

Ele também está vinculado à consciência espiritual e à criação de realidades supremas. Também está ligado ao lobo frontal, aos olhos, aos ouvidos e às narinas, conectando-se ao corpo físico por meio da glândula hipófise ou pituitária. Se está em equilíbrio, produz o espectro azul índigo, a cor vinculada à consciência, à Mente Divina, ao conhecimento e ao discernimento.

Esse chacra se desequilibra quando não conseguimos organizar nossos pensamentos, quando há confusão mental e ideias fúteis, desconectadas da Mente do Grande Criador. Quando fica por muito tempo em desequilíbrio, podem ocorrer doenças físicas na região dos ouvidos, do nariz, dos olhos e do cérebro.

É associado ao elemento luz, o que pode ocorrer em práticas muito profundas, meditativas e contemplativas. Nesse nível, a mente se torna una com a mente de Deus, e os poderes mentais adquirem aspectos divinos.

Esse é um dos chacras mais difíceis de ser equilibrado, pois o psiquismo contaminado da Terra, somado à mente agitada do homem moderno, causa bloqueios tão grandes, que dificilmente a energia cósmica consegue permear o 6º chacra livremente sem encontrar nenhum bloqueio.

Existem relatos de gurus e grandes iniciados que mencionam esse nível como o encontro com a "Mãe Divina", mas para isso são necessárias práticas avançadas de yoga, meditação e contemplação.

**Sentimentos, pensamentos e emoções associadas ao desequilíbrio do 6º chacra:** ceticismo, materialismo excessivo, excesso de preocupações na vida, não saber dar limites na vida, excesso de negatividade, raiva do mundo, futilidade, dificuldade em viver a vida, excessiva visão racional e lógica de tudo.

**Aspectos da consciência despertados quando o 6º chacra está em equilíbrio:** responsabilidade por si mesmo, discernimento, inteligência, consciência, intuição, clarividência, cocriação do Universo.

## 7º CHACRA OU *SAHASHARA*

Chamado de coronário ou da coroa, é também conhecido como chacra akhásico, ou seja, o chacra em que reside nosso *akasha*, a morada do espírito, onde constam nossos registros, nossas memórias, nosso inconsciente e nosso DNA espiritual.

A missão do 7º chacra é a conexão com a Fonte Divina, nosso relacionamento espiritual, com o sentimento de amor divino e a fé. Esse corpo é vinculado ao cérebro, conectando-se ao corpo físico por meio da glândula epífise ou pineal, controlando a produção das glândulas de todos os chacras antes citados.

Quando está em equilíbrio, produz o espectro violeta, branco ou dourado, cores vinculadas à Divindade. O 7º chacra desequilibra-se quando não conseguimos desenvolver a espiritualidade, quando existe ceticismo, falta de fé e de relação com o Divino. Quando fica por muito tempo em desequilíbrio, podem ocorrer doenças degenerativas do cérebro, síndrome do pânico, depressões e tendência suicida.

No momento da meditação, a energia que sobe pelos chacras chega a esse nível pouco conhecido (raros são os relatos), assume a forma da própria energia cósmica e transita livremente pelo nosso espírito, proporcionando o processo ascensional de libertação da matéria, pois há a completa compreensão e realização da missão da alma. Raros são os que já atingiram esse ápice, que normalmente se dá com gurus, santos e Grandes Mestres da Humanidade.

**Sentimentos, pensamentos e emoções associadas ao desequilíbrio do 7º chacra:** negligência espiritual, alienação da causa e missão pessoal, falta de fé, incredulidade, não aceitar o mundo, não se ligar a uma consciência divina, não crer em Deus, rejeitar sua origem e criação.

**Aspectos da consciência despertados quando o 7º chacra está em equilíbrio:** ligação com a essência da alma, vontade e propósito espiritual, missão da alma e sentido da vida.

**Tabela 1: Chacras, suas características, classificações e relações**

| Chacra | Nome em sânscrito | Aspecto da consciência | Cor | Mantra | Localização | Zonas do corpo correspondentes | Glândulas | Hormônios | Elemento | Nota musical | Nº de pétalas |
|---|---|---|---|---|---|---|---|---|---|---|---|
| 7.Coronário | *Sahashara*: significa lótus das mil pétalas | Ligação com a essência da alma, vontade e propósito espiritual, missão da alma, sentido da vida | Violeta | - | Alto da cabeça | Parte superior do cérebro | Epífise ou pineal | Serotonina | - | Si | 972 |
| 6.Frontal | *Ajña*: significa centro de comando | Responsabilidade por si mesmo, discernimento, inteligência, consciência, intuição, clarividência cocriação do Universo | Índigo | Om | Centro da testa a aprox. 1cm acima das sobrancelhas | Olhos, têmporas, sistema nervoso | Hipófise ou pituitária | Vasopressina | - | Lá | 96 |
| 5.Laríngeo | *Vishudda:* significa o purificador | Autoexpressão, criatividade, materialização de ideias, realizações, inteligência em ação | Azul | Ham | Garganta | Garganta, boca, ouvidos | Tireoide e paratireoide | Tiroxina | Éter | Sol | 16 |
| 4.Cardíaco | *Anahata:* significa o inviolável | Amor, sentimentos, altruísmo, amor por si mesmo, intuição, sabedoria, compaixão, discernimento | Verde | Yam | Região central do peitoral | Coração, sistema circulatório sangue | Timo | Hormônio do timo | Ar | Fá | 12 |
| 3.Umbilical | *Manipura*: significa cidade das joias | Poder pessoal, alegria, perdão, autoconfiança, coragem, emoções, desejos, equilíbrio, tolerância, gratidão, respeito | Amarelo | Ram | Estômago | Fígado, baço, estômago, intestino delgado, vesícula biliar | Pâncreas | Insulina | Fogo | Mi | 10 |
| 2.Sacro | *Swadhistana*: significa morada do prazer | Sexualidade, relacionamentos e vínculos, prazer pela vida, autorrespeito, autoestima | Laranja | Vam | Abdômen inferior, 3cm abaixo do umbigo | Abdômen inferior, útero, intestino grosso, sistema reprodutor | Gônadas, ovários e testículos | Testosterona e progesterona | Água | Ré | 6 |
| 1.Básico | *Muladhara*: significa base | Energia de sobrevivência e funcionamento físico, estrutura de base, forças de base, relacionado ao dinheiro, trabalho, percepção de si mesmo | Vermelho | Lam | Base da coluna | Rins, bexiga, reto, coluna vertebral, quadris, ossos. | Suprarrenais | Adrenalina e neuroadrenalina | Terra | Dó | 4 |

** O chacra só vibra na cor especificada se estiver em equilíbrio, caso contrário pode vibrar em diferentes tonalidades*

## Tabela 2: Doenças/desequilíbrios x causas x chacras relacionados

| | Localização na aura | Localização no corpo físico | Alguns comportamentos que podem gerar desequilíbrios | Algumas doenças que os desequilíbrios podem gerar |
|---|---|---|---|---|
| 7. Coronário | 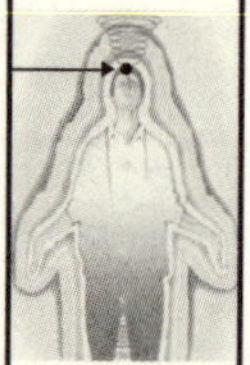 | Alto da cabeça | Negligência espiritual, alienação da causa e missão pessoal, falta de fé, incredulidade, não aceitar o mundo, não se ligar a uma consciência divina, não crer em Deus, brigar com Deus, rejeitar sua origem e criação etc. | Desequilíbrio do relógio biológico e do sono. Estado de torpor constante. Estado de espírito alterado. Desarmonia no vínculos entre corpo físico e corpos sutis. Não integração total da personalidade com a vida e os aspectos espirituais. Tumores no cérebro. Obsessões espirituais. Depressões. Mal de Alzheimer. Mal de Parkinson. Esquizofrenia. Epilepsia. Influencia a função de todos os outros chacras. |
| 6. Frontal | 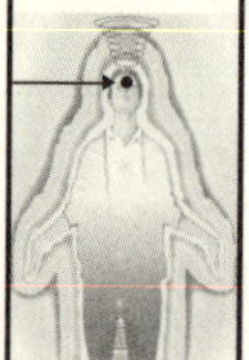 | Centro da testa a cerca de 1 centímetro acima das sobrancelhas | Ceticismo, materialismo excessivo, excesso de preocupações na vida, não saber dar limites na vida, excesso de negatividade, raiva do mundo, futilidade, dificuldade em viver a vida, excessiva visão racional e lógica de tudo etc. | Incapacidade de visualizar e compreender conceitos mentais. Incapacidade de pôr ideias em prática. Influencia a função de todas as outras glândulas. Dores de cabeça. Sinusite. Confusão mental. Dificuldade de concentração. Memória ruim. Otites. Hiperatividade mental. |
| 5. Laríngeo | 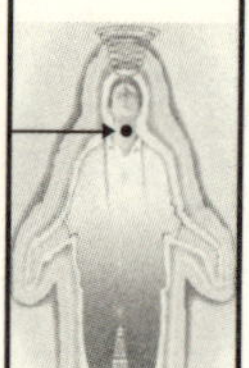 | Garganta | Não conseguir falar, não conseguir opinar, não conseguir verbalizar ou expressar os sentimentos, engolir os sentimentos reprimidos, não conseguir pôr em prática os projetos etc. | Falta de criatividade para verbalizar pensamentos. Dificuldade de expressão e comunicação, principalmente em público. Asmas. Artrites. Alergias. Laringites. Dores de garganta. Problemas menstruais. Herpes e aftas na boca. Problemas de cabelo e pele. Descontrole do crescimento do corpo na infância. Bócio. Herpes. Câncer na garganta. Perda da voz. Surdez. Problemas nos dentes e gengivas. |
| 4. Cardíaco | 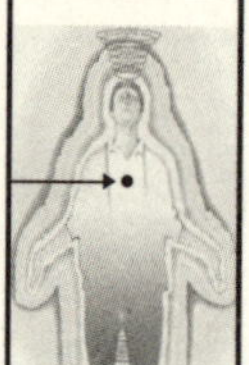 | Região central do peitoral | Sentimentos reprimidos, tristeza, não achar graça da vida, materialismo excessivo, falta de compreensão, falta de sensibilidade, excesso de apego por tudo, dores de perda e abandono etc. | Infartos. Angina. Taquicardia. Paradas respiratórias. Deficiência pulmonar. Circulação precária. Baixa imunidade. Enfisema pulmonar. Câncer de mama. Lúpus. Doenças do sangue em geral. Doenças arteriais. Gripes. |
| 3. Umbilical | 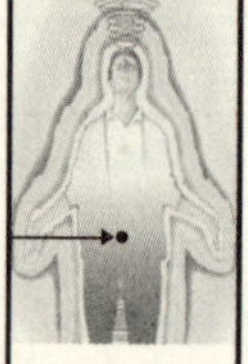 | Estômago | Raiva, medo, insegurança, mágoa, tristeza, remorso, arrependimento, não engolir a vida, falta de aceitação, intolerância, desejos não realizados, ansiedade, angústia, pânico, não perdoar, vitimizar-se, excesso de infantilidade, falta de flexibilidade, carência afetiva, vergonha, culpa. | Deficiência digestiva e estomacal. Úlcera. Gastrite. Oscilações de humor. Depressões. Introversão. Hábitos alimentares anormais. Instabilidade nervosa. Câncer de estômago. Desequilíbrio emocional. Inseguranças. Medos e pânicos. Agonias. Ansiedade. Diabetes. Obesidade. Pancreatites. Hepatites. Compulsão por consumo. Hérnia de hiato. |

| | Localização na aura | Localização no corpo físico | Alguns comportamentos que podem gerar desequilíbrios | Algumas doenças que os desequilíbrios podem gerar |
|---|---|---|---|---|
| 2. Sacro | 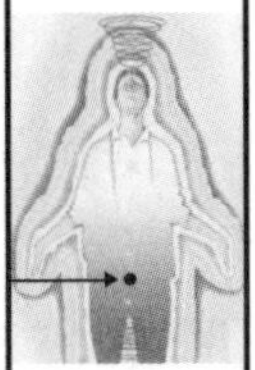 | Abdômen inferior, 3 centímetro abaixo do umbigo | Dificuldades nos relacionamentos com cônjuges, parentes, amigos etc. Autopodar-se de realizações na vida, falta de aceitação do corpo, baixa autoestima, dificuldade em viver a vida etc. | Deficiências no sistema linfático. Falta de orgasmo. Incapacidade de ereção. Ejaculação precoce. Descontroles no fluxo menstrual. Acúmulo de gordura acentuado na região do quadril. Obesidade em geral. Cistos nos ovários. Infertilidade. |
| 1. Básico | 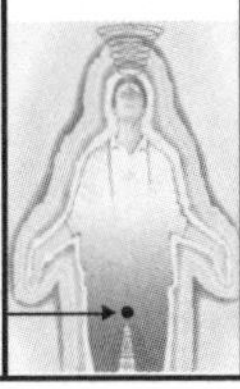 | Base da coluna | Problemas familiares, excessos de responsabilidade, pessoal, profissional, familiar etc. Dificuldades na estrutura de vida, falta de dinheiro, falta de emprego. | Indisposição física. Falta de vitalidade. Dores nas juntas. Torcicolo. Nervo ciático. Desânimo de viver. Falta de entusiasmo. Falta de aterramento no plano Terra. Problemas nos ossos. Hemorroidas. Unha encravada crônica. Infecção de rins e bexiga. |

ANALISANDO OS CHACRAS, PODEMOS PERCEBER QUE cada um deles representa um eu separadamente, e unidos formam o ser humano integral, possuindo muitos desafios a cumprir em cada um desses aspectos.

Tudo o que acontece nesses sete centros não materiais é refletido no corpo físico. E tudo aquilo que fazemos ao nosso corpo físico é gravado nos chacras e ecoa pela eternidade.

Embora abandonemos nosso corpo físico no final de cada vida, ele deve ser honrado, cuidado e preservado, para que os corpos sutis estejam sempre saudáveis e para que a força da energia cósmica consiga fluir livremente pelos chacras com equilíbrio e propósito.

## O PAPEL DA ENERGIA DAS PLANTAS NO EQUILÍBRIO DOS SEUS CHACRAS

Cada vez que desperdiçamos a nossa energia vital em momentos de estresse, raiva, preocupação, pessimismo ou tristeza, apenas para citar alguns exemplos, nossos chacras se enfraquecem, perdem performance e, com o passar do tempo, se essa energia não é reposta ou recolocada da maneira correta, a doença se instala.

As plantas têm o poder de repor toda essa energia que perdemos, basta que você abra as portas da sua vida e permita que elas entrem em sua rotina. Cada planta que está presente na natureza é capaz de nos oferecer cura em algum nível.

A Fitoenergética encontrou na natureza 118 plantas completamente compatíveis com os nossos chacras e capazes de abastecer os nossos campos de energia, nos trazendo cura, saúde e muitas transformações positivas.

Você já deve ter sentido uma vontade incontrolável de consertar e arrumar tudo o que lhe traz insatisfação. As plantas são portais de cura em todos os níveis e dimensões do seu ser!

E como nós sabemos disso? Porque já estamos nesta área há mais de 14 anos e já vimos milhares de transformações acontecendo bem na nossa frente. São milhares de alunos, estudos de caso, consultantes testemunhando dia a dia novas perspectivas de vida em saúde, pensamentos, emoções e sentimentos. Alguns desses estudos de caso você pode ver na página especial que criamos para o *Manual de Magia com as Ervas*. Para acessar, basta apontar a câmera do seu celular para o QR Code ao lado.

Talvez você ainda não acredite que a magia das ervas seja tão potente, visto que isso não é divulgado em massa ou, então, porque não somos educados para encontrar plantas em uma horta e sim para achar remédios em uma farmácia.

Porém, somos testemunhas, a prova viva de que a energia das plantas traz cura de forma natural e sem contraindicações, pois nós mesmos transformamos a nossa saúde, pensamentos e emoções com a ajuda delas.

Como as plantas foram desenhadas pelo nosso Criador sob medida para o nosso organismo, elas não têm contraindicações e nem efeitos colaterais. Então, é claro que isso não é lucrativo para o sistema que nos induz a consumir medicamentos.

A indústria dos remédios e cirurgias precisa de consumidores, e os que mais interessam são aqueles que têm doenças crônicas, pois consomem remédios com regularidade.

Claro que os medicamentos são importantes e fundamentais na nossa vida, mas não parece estranho que você tenha acesso imediato a um comprimido e que para encontrar um pé de Hortelã seja tão mais difícil? Não parece uma conspiração que procura nos tornar escravos dos medicamentos?

A mídia, as propagandas e tudo o que está ao nosso redor nos induz a fazer parte do Ciclo da Doença, autoalimentado por nossa condição doente, que começa através de uma estrutura preparada e montada como uma arapuca para nos capturar.

No livro do Código Internacional de Doenças (CID), mais de 2 mil doenças novas são catalogadas por ano, e isso só demonstra o desequilíbrio de nossos pensamentos, sentimentos e emoções, que são portas de entrada para todo tipo de enfermidade.

E você quer continuar vivendo nessa atmosfera doente ou quer rasgar esse véu e subir alguns degraus para ter visão além do alcance? Se quiser, vamos em frente, porque você está no caminho certo!

·3·

# OS ELEMENTOS DA NATUREZA

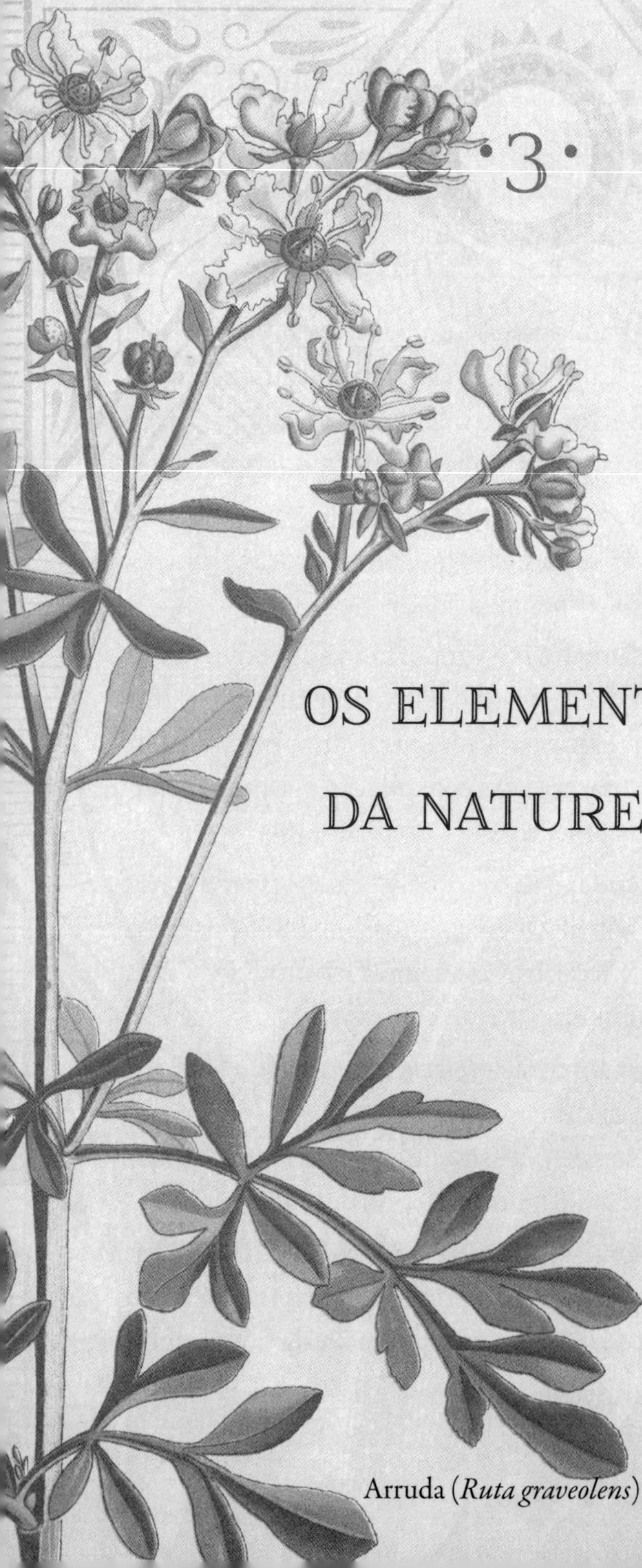

Arruda (*Ruta graveolens*)

Em muitas lendas de religiões e filosofias antigas, encontramos diversas narrativas sobre a origem da criação. O detalhe intrigante e muito interessante é que se compararmos essas histórias, elas utilizam-se de elementos diferentes, mas o pano de fundo é sempre igual: falam de Deus, de um Criador e suas criaturas.

E aqui estamos nós, inseridos neste vasto Universo há milhares e milhares de anos sem saber ao certo como foi a nossa origem. E as respostas para essas questões intrigam o homem até hoje.

Ao resumir e comparar as lendas cristãs, sufis, jainistas, hindus, kahunas, judaicas, herméticas, aborígenes, islâmicas, tribais, xamânicas, sikhs, gregas e tantas outras, chegamos ao princípio de que existe uma Mente Universal, uma Fonte Criadora de onde tudo é emanado, e muitas culturas chamam esse princípio de Deus.

Vamos utilizar o nome Deus simplesmente para facilitar a nossa narrativa. Deus é uma questão particular, que cada pessoa vê e sente de maneiras diferentes, por isso fique bem à vontade para considerar Deus à sua maneira.

As histórias das antigas escolas de mistério contam que Deus simplesmente existia de forma plena, estabelecida e harmônica no Universo, quando sentiu falta de uma companhia para sua alma única.

Há bilhões e bilhões de anos, Ele emanou de si mesmo centenas de explosões de luz denominadas Mônadas[1], e assim fragmentou-se. Então, naquela época longínqua, como recém-criadas, essas Mônadas ainda imaturas sentiram a necessidade de experimentar a realidade material.

Embora fossem como Deus e criassem sóis, luas, planetas, galáxias, havia nelas a vontade de se projetar na água para sentir como era ser água, entrar em uma rocha para saber como era a densidade, viver um tempo como uma árvore para ter a sensação da fotossíntese.

Porém, essas experiências materiais já estavam em um estágio sem limites quando essas almas primárias começaram a se densificar. Para que pudessem experimentar a realidade material com mais intensidade, cada uma das Mônadas se dividiu em 12 almas e cada uma delas se dividiu novamente em 12 extensões de alma, exatamente como somos hoje.

Podemos dizer que somos uma extensão de alma, pertencente a uma alma, que por sua vez pertence a uma Mônada, e o nosso objetivo de evolução é atravessar uma série de provas

---

[1] As Mônadas são seres de luz, sem forma, que não têm a necessidade de viver em uma realidade material. Totalmente conscientes, dotados de suprassentidos e feitos à imagem e semelhança de Seu Criador, esses seres possuem a particularidade de desfrutarem do livre-arbítrio e dos mesmos poderes de Deus.

iniciáticas para fazermos o caminho de volta e nos fundirmos novamente com a Fonte Criadora.

Quando as Mônadas se encontravam em um nível de densidade incompatível com os objetivos evoluídos do Criador, houve uma intervenção divina, pois algumas das almas primordiais passaram dos limites em suas exageradas experiências, pois faziam de tudo, suas mentes eram excessivamente criativas e plasmavam com facilidade tudo aquilo que pensavam.

Por exemplo, se uma Mônada decidisse plasmar um ser metade cavalo e metade bode, isso acontecia instantaneamente. Quando Deus percebeu que essas ações poderiam desequilibrar todo o Universo, decidiu tomar algumas ações efetivas para frear esses processos desequilibrados.

As Mônadas viciaram-se na matéria por tanto tempo, que se esqueceram de quem eram. Entraram em um processo tão forte de ilusão, que achavam que eram os corpos que haviam criado! Com esse afastamento, não se sentiam mais como parte do Criador. Por isso, Deus precisou tomar sérias medidas e foi aí que começou o processo de reencarnação.

Essas almas precisariam de corpos que pudessem ser habitados por legítimos filhos de Deus, então foram criadas as cinco raças raízes, que deram origem a todas as raças hoje existentes. A Terra foi designada como o cenário perfeito para que houvesse um reformatório de almas.

No momento em que as Mônadas decidiram viciar-se nas sensações, por força de seu livre-arbítrio, foi criado um denso sistema chamado corpo emocional. Hoje, é através dele que buscamos nossa evolução em todos os aspectos e a Terra possui a fertilidade necessária para que nossas emoções aflorem.

Esse processo de intervenção divina também trouxe outras medidas de limites para que o caminho de volta fosse lento, através de milhares e milhares de encarnações: as Mônadas eram andróginas, mas depois da intervenção foi criado o princípio do gênero, que define todos os seres em duas polaridades, masculina ou feminina.

Os sentidos, que eram mais de 20, foram reduzidos para 5: olfato, audição, tato, paladar e visão. O homem teria de trabalhar a terra e viver do seu próprio sustento, pois não soube aproveitar a sua total liberdade. Algumas Mônadas nunca se corromperam e continuam até hoje ao lado de Criador auxiliando em nosso lento processo evolutivo.

Em sua infinita misericórdia e compaixão, Deus percebeu que, sozinho, o homem levaria muito tempo para perceber e encontrar seu caminho de volta, então criou os elementos e um sexto sentido para acelerar esse processo de evolução, que se deu através da mensagem dos chacras.

Os elementos deram origem aos reinos e a toda a orquestra da natureza que se processa através do fogo, da terra, da água, do ar e do espírito, também conhecido como éter, *akasha*, espírito santo, *nefesh*, *ka*, *ki*, *chi*, pneuma, energia, quinta essência, luz, ou seja, a energia que rege desde a superfície do sol até os ventos, o voar dos pássaros e as correntes marítimas. É essa energia vital que rege tudo o que existe no Universo e que está no meio de nós.

Deus não desfrutava da densidade necessária para materializar suas ideias, então contou com a ajuda dos Elohim, seres pertencentes aos sete raios cósmicos da manifestação, responsáveis por dar forma aos ideais do Criador. A partir dos Elohim surge uma infinidade de seres subservientes à vontade divina, ligados a cada um dos elementos, como as fadas, elfos, duendes, gnomos, sílfides, náiades e pitris solares, como veremos a seguir.

Toda essa legião de seres está presente na natureza, trabalhando sem cessar e com alegria para cumprir os desígnios divinos. Existem seres específicos que dão colorido às flores, seres guardiões que protegem as pedras preciosas, energias responsáveis pelos movimentos da água e todos eles estão ali para manter o equilíbrio natural.

Por isso, sempre aconselhamos que só se retire da natureza o que for necessário e que se tenha muito cuidado ao levar pedras e plantas de lugares naturais para sua casa. Sempre que precisar, peça permissão ao deva responsável pela pedra ou flor antes de retirá-la do seu local. Lembre-se sempre que há uma ordem natural para as coisas e que na Terra tudo está sujeito a leis naturais, portanto, cada coisa está no seu lugar.

Vamos utilizar um exemplo: você estava passeando em um lindo parque com muitas cachoeiras e encontrou uma linda ametista. Diante dela, há um espírito guardião, subserviente a um deva ou Elohim, e o motivo de existência dele é guardar e proteger aquela pedra. No momento em que você a toma, sem pedir permissão, esse ser fará de tudo para recuperá-la, a qualquer custo, pois o elemental não está ali para proteger o ser humano, mas para proteger a pedra.

Já ouvi muitas histórias de pessoas que, ao tentar pegar uma pedra sem permissão, escorregaram, caíram ou se machucaram por força desses seres guardiões. Portanto, ao entrar em uma floresta, você estará em contato com bilhões de serezinhos que estão ali felizes, exercendo um trabalho de grande valia para a natureza, portanto, tenha respeito, reverência e, de forma carinhosa, peça mentalmente licença para adentrar esses lugares.

## A CRIAÇÃO DOS REINOS

Com a força dos sete raios cósmicos da manifestação e dos elementos foram criados os grandes reinos da natureza.

O primeiro reino a ser criado foi o mineral, para dar base e estrutura ao nosso processo de reforma interna. Fez-se a terra, a água, os cristais, as rochas, os mares e tudo aquilo que é classificado como matéria.

Nesse processo, o fogo dos vulcões fez-se necessário para solidificar as rochas e regular o chão onde pisamos.

Em seguida, veio o reino vegetal, que cobriu a superfície terrestre, trazendo sua angelitude e uma capacidade ímpar de absorção do prana (energia solar) para transmiti-lo como alimento aos seres que viriam depois.

Os animais foram criados apenas para existirem, expressarem a sua beleza e todo o seu amor, dentro de um sistema de regras que eles absorviam da Fonte Criadora através de uma alma-grupo, pois tinham a pureza necessária para isso. Há uma inteligência única no reino animal, pois há uma grande conexão de suas almas com a Fonte Criadora.

Depois de muito tempo da criação dos reinos mais evoluídos, surge a raça humana sobre a Terra com a intenção de recuperar a angelitude de sua alma.

## A CRIAÇÃO DOS ELEMENTOS NATURAIS

Como já vimos, a energia superior criadora, observando nosso lento processo de evolução, compreendeu que, sozinhos, levaríamos um tempo muito maior para purificarmos nossas almas. Então, Deus ou a inteligência divina instalou aqui na Terra seus maiores emissários para que pudéssemos chegar mais rápido ao nosso processo de iluminação.

Os elementos são capazes de armazenar uma enorme quantidade de energia divina, que acelera muito os processos de transmutação das energias nocivas que nós mesmos geramos quando estamos mergulhados em nossos afazeres, problemas e emoções negativas de nossa vida diária, e tudo isso nos distrai do nosso mais importante objetivo aqui na Terra: a evolução espiritual, mental, emocional e também física. Em todos esses aspectos estão presentes os nossos chacras ou centros energéticos, que possuem a função de captar e distribuir a energia vital dispersa na natureza para todas as nossas células, gerando saúde e bem-estar.

Quando nossos chacras estão em equilíbrio, vivemos em estado de felicidade e plenitude; e, se estamos aborrecidos, tristes, medrosos ou raivosos, nossos chacras ficam bloqueados e a entrada de energia vital em nosso corpo fica interrompida. Esse bloqueio causa a desvitalização das nossas células, gerando as temidas doenças físicas que hoje a nossa medicina oficial luta muito para combater de forma mecânica e materialista, sem muitas vezes levar em consideração que as emoções mal resolvidas são as maiores causadoras dessas temidas doenças. No momento em que, finalmente, entendermos que a causa emocional deve ser tratada, a humanidade experimentará uma grande queda no consumo de remédios alopáticos e um grande retorno à farmácia dos simples, ou seja, a hortinha de chás da vovó.

Como somos seres naturais idênticos a esses elementos, eles foram feitos sob medida para cada um de nós e é neles que se encontra a grande esperança de cura da humanidade, pois, além de atuarem na causa, os elementos não possuem contraindicações ou efeitos colaterais.

Desde as eras mais remotas, ouvimos falar da cura através dos elementos naturais. Já em Atlântida, na Lemúria e na antiga civilização egípcia, o uso de cristais, cores, plantas e sons era largamente utilizado nos processos curativos, nos partos, rituais de prosperidade e de conquista de metas e objetivos.

Quando um sacerdote queria entrar em contato com os espíritos superiores, normalmente utilizava a queima de ervas, pois a fumaça do incenso representa o fogo, o ar e o espírito. Sempre que desejava prever o futuro para tomar uma decisão importante para a sua tribo, concentrava-se em um cristal poderoso para ter visão além do alcance.

Esses povos antigos cantavam para os deuses invocando sons sagrados ou mantras nos rituais de gratidão, como a dança da colheita. Em ocasiões especiais, festas, encontros de tribos ou mesmo na guerra, pintavam-se com cores específicas para que mais poder fosse ancorado em seus campos de energia.

Especialmente depois da Idade Média, época em que a magia foi largamente combatida, muito desse conhecimento se perdeu, mas o poder dos elementos ainda existe. E você, que é desperto e aberto à magia, pode resgatar essa força natural presente em cada um de nós.

Ao aprender sobre os elementos naturais e também sobre si mesmo, você pode utilizar todo esse poder unido ao seu para trazer mais foco, confiança, sabedoria, criatividade, fé, esperança, amor e plenitude para a sua vida.

Então, agora, você conhecerá mais sobre cada um dos elementos naturais, que são muitos, mas aqui o foco será direcionado principalmente para os cristais, as cores, os sons e as plantas.

## CRISTAIS

Os cristais são uma das mais puras manifestações da energia divina aqui na Terra. Se formos considerar o grau de dependência de cada reino natural (aquele que sobrevive sem precisar de outras espécies), o reino mineral, onde estão presentes os cristais, é o mais evoluído.

Um cristal se mantém estável a condições muito severas da natureza durante bilhões de anos. Muitos deles se mantêm iguais independentemente de intempéries, furacões, terremotos e até mesmo vulcões em erupção. Essa estabilidade os torna seres superiores, pois podemos dizer que um cristal é um guardião sagrado da natureza que solidificou a luz.

O que difere o cristal de uma pedra é sua transparência, beleza, leveza e capacidade de gravar informações e repeti-las de forma estável e duradoura.

Os relógios utilizam o cristal de quartzo para que os ponteiros repitam sempre os mesmos ciclos perfeitos. Portanto, se assim você desejar, pode programar um cristal para que ele repita sempre a mesma frequência.

Vamos supor que na sua família estejam acontecendo desafios de relacionamentos e brigas. Você pode programar um cristal com uma energia de harmonia nos relacionamentos e paz no lar para que ele fique vibrando e repetindo esse padrão de energia nos ambientes em que as pessoas mais circulam. Com o passar dos dias, essa energia é assimilada pelos seres que ali vivem, e, sem que eles mesmos possam compreender, a cura dos relacionamentos se estabelece, como se fosse de repente.

Normalmente, os cristais de quartzo branco, quartzo rosa e ametista são genéricos e podem ser utilizados para tudo, e na natureza existem milhares de outros cristais que são específicos para muitos outros casos.

Você pode programar um cristal e ancorar nele a energia de que mais está precisando naquele exato momento. Escolha aquilo de que mais necessita: pode ser uma energia de amor, novas amizades, harmonia, paz, plenitude, prosperidade, reforma íntima, evolução espiritual, cura, harmonia familiar, alegria, saúde, sucesso profissional, para encontrar a missão da alma, ou seja, o que você quiser para a sua vida.

## CORES

As cores estão presentes na natureza em suas mais diversas facetas desde a origem da criação. Nossos olhos são capazes de reconhecer bilhões de cores e, através dos nossos chacras, captamos essa vibração colorida capaz de transformar completamente o nosso humor e estado de espírito.

As cores têm o poder de alegrar e de conectar positivamente os nossos chacras com suas missões específicas, pois cada um deles está associado a uma cor do arco-íris e tem uma função bem delineada e específica no nosso corpo físico e também em nossos aspectos mais sutis, nos campos emocional, mental e espiritual.

Embora seja usada desde a época das civilizações antigas, somente há poucos anos a cromoterapia foi reconhecida oficialmente. Hoje, ela é utilizada de forma profissional em clínicas e hospitais para combater os mais diversos tipos de doenças.

O raio laser, por exemplo, é um feixe de luz branca usado pela oftalmologia para recuperar retinas e fazer cortes precisos em cirurgias. Já o infravermelho é empregado na cura de inflamações. Há ainda a luz azul aplicada nos bebês com icterícia e em muitos outros casos. Esses são somente alguns exemplos da utilização do poder das cores em nossa saúde física.

Os tratamentos para curas físicas com a cromoterapia costumam demonstrar resultados muito eficazes, eliminando a utilização dos remédios alopáticos e também os efeitos colaterais e contraindicações. A cromoterapia está muito presente em nossas vidas e também na cura do nosso espírito, mente e emoções.

Cada vez que apreciamos o verde de uma floresta, por exemplo, nossa mente se conecta com o coração, nos trazendo calma, equilíbrio e sabedoria. Muitas vezes utilizamos a cromoterapia sem sabermos... Quando a nossa intuição escolhe uma cor de roupa pela manhã, às vezes nos perguntamos: "Mas por que justamente esta cor?". E normalmente é a cor de que estamos precisando naquele dia para equilibrarmos as nossas emoções. A nossa intuição nunca falha! O que falha, em muitos casos, é o nosso jeito de interpretá-la.

Você pode escolher as cores de forma consciente para conquistar suas metas e objetivos. Coloque mais cor em sua vida: na alimentação, na decoração da sua casa e ambiente de trabalho, nas suas roupas e objetos pessoais. A seguir, algumas definições importantes sobre as cores que estão à nossa disposição com tanta abundância na natureza:

### Vermelho

É a cor ligada ao 1º chacra (Básico ou *Muladhara*). O vermelho tem o maior comprimento de onda e a energia mais baixa de toda a luz visível. Possui qualidades agressivas e está relacionada à energia masculina (polaridade *yang*). É excitante e estimulante. Fisicamente, o vermelho é a cor do coração, do sangue e da carne, sendo associado à vida, ao amor, à sexualidade e ao despertar da energia sexual. A exposição à luz vermelha acelera o ritmo cardíaco, criando uma sensação de calor e favorecendo a liberação de adrenalina. O vermelho serve para tratar anemias e deficiências de ferro. Pode ativar as glândulas suprarrenais e aumentar a circulação sanguínea. Quando utilizado em equilíbrio, gera força, dinamismo e energia vital. Quando usado em excesso, provoca agressividade, belicosidade e raiva.

### Laranja

Associada ao 2º chacra (Umbilical ou *Svadhisthana*), o laranja é uma cor secundária, mistura de vermelho e amarelo em partes iguais. É uma tonalidade quente, e seu calor vibrante vem do vermelho. Está associada à sexualidade, à fertilidade, aos órgãos reprodutores femininos e à energia feminina (polaridade *yin*). Relacionada à alegria, tem o poder de estimular a liberdade e o movimento em todos os níveis de nosso ser. Provoca mudanças na nossa estrutura bioquímica, o que alivia a depressão e o reumatismo, tem efeito antiespasmódico e é estimulante emocional.

### Amarelo

Relacionada ao 3º chacra (Plexo Solar ou *Manipura*), é a cor que mais se aproxima da luz do sol, irradiando calor e inspiração. Indica a presença de ferro e das vitaminas A e C. Estimulante do sistema nervoso, elimina as energias estagnadas. Ajuda o organismo a metabolizar o cálcio, prevenindo a osteoporose e qualquer deficiência de cálcio. Estimula o intelecto e a inspiração mental para assuntos da Terra.

### Verde

Localizada no centro do espectro e associada ao 4º chacra (Cardíaco ou *Anahata*), está ligada ao equilíbrio de todos os nossos aspectos. É uma cor repousante para os olhos porque é focalizada exatamente na retina e tem qualidades calmantes. Quem trabalha no computador durante muitas horas poderia aproveitar esses benefícios parando de vez em quando para contemplar o verde da natureza. Cor do planeta Vênus, relacionado ao amor e à fertilidade, o verde alimenta, refresca o sangue e anima os nervos. Traz equilíbrio e estabilidade à mente e às emoções, serve para tratar as doenças do coração, além de muito utilizado para tratar infecções por ser antisséptico e anti-inflamatório.

### Azul-claro

Associado ao 5º chacra (Laríngeo ou *Vishuddha*), o azul fica na extremidade fria do espectro. É uma cor desfavorável para quem sofre de depressão. Dá a sensação de paz e relaxamento, sendo boa para o quarto, salas de meditação e descanso. O azul expande e faz pequenos lugares parecerem maiores. A asma, a pressão alta, o estresse, a insônia e a tensão devem ser tratados com essa cor.

### Azul Índigo

Combinação de azul e violeta em partes iguais, é a cor relacionada ao 6º chacra (Frontal ou *Ajna*), da dignidade e das altas inspirações. Boa para trabalhar a intuição e a capacidade de guardar os sonhos. Fisicamente, age como analgésico e limpa as correntes psíquicas do corpo. O azul índigo tem o poder de criar um espaço infinito em que podemos pensar, sentir ou apenas ser. Como faz parte do raio azul, pode intensificar os sintomas de depressão.

### Violeta

Ligada ao 7º chacra (Coronário ou *Sahasrara*), a cor violeta tem o menor comprimento de onda e a mais alta energia de todas as cores do espectro. Ocorre numa faixa muito estreita, ao lado da luz ultravioleta. É uma combinação das energias masculinas do vermelho e das energias femininas do azul. A qualidade da cura atribuída ao violeta é a força física e espiritual, favorece o amor por si e a dignidade, levando ao amor incondicional. Usada para limpeza energética de lugares e pessoas.

### Branco

O branco é a origem de todas as cores, causando a sensação de ausência de estímulo (tranquilidade, paz). Pode causar irritação e impaciência, porém traz a sensação de limpeza. Deve ser evitado em quartos de criança e locais de encontro de pessoas que não se conhecem.

### Rosa

O rosa é a cor ligada ao 8º chacra, que fica próximo ao coração e está associado ao amor incondicional e à compaixão. O rosa está relacionado à autoestima e à vaidade e estimula o autoamor e a confiança na sua própria imagem. É uma cor que precisa ser utilizada com cuidado para não estimular a vaidade excessiva que causa a futilidade.

### Dourado

O dourado está associado a chacras muito superiores que estão acima do coronário. É a cor relacionada ao processo de iluminação. O dourado simboliza a proteção de Deus e o poder pessoal.

### Preto e Cinza

O preto e o cinza não são cores. A ausência total de cor parte das escalas de cinza e vai até o preto. Essas "não cores" devem ser evitadas nos ambientes, pois causam depressão e tristeza. Não devem ser usadas em quartos, principalmente de crianças, e locais de cura.

## SONS

Existe uma frase bíblica que diz que: "No princípio era o Verbo, e o Verbo estava com Deus, e o Verbo era Deus. Ele estava no princípio com Deus. Todas as coisas foram feitas por meio dele" (João 1:1-3). Nesta frase vemos a importância daquilo que é dito e expressado.

O som é um mecanismo sagrado de criação suprema. Através daquilo que expressamos, uma energia criadora é enviada ao Universo, e com a mesma intensidade ela volta até nós, como a boa explicação dos círculos concêntricos.

Essa explicação diz que, quando jogamos uma pedra no centro de uma lagoa, ondulações em círculos se formam até a sua borda, e depois esses círculos retornam até a pedra, ou seja, até o ponto de origem onde a energia foi gerada.

Com o som que emanamos ao Universo acontece da mesma forma: geramos uma energia que retornará a nós.

Se você é uma pessoa que só fala de assuntos elevados, de coisas boas, de gratidão, de soluções e enfrenta a vida de forma altiva, está enviando ao Universo uma energia positiva que certamente retornará até você trazendo felicidade e plenitude para a sua existência.

Porém, se você faz parte daquele time de pessoas que nasceu para reclamar, criticar, falar de problemas, tristeza, que o mundo está ruim, que a vida é difícil, complicada, que nada dá certo, existem motivos para se preocupar, pois tudo isso sobre o que você fala é o que circundará a sua vida.

A energia desses assuntos é o que estará mais presente no seu dia a dia e nas pessoas que estão ao seu redor. Mas o bom é que sempre podemos recomeçar e transformar qualquer situação negativa.

O seu futuro é construído no presente, então, ao eliminarmos as críticas e reclamações da nossa vida, começarmos a emanar palavras de gentileza, gratidão, afeto e amor, tentarmos com eloquência ser mais serenos, tranquilos e pacíficos, com disposição para entendermos as outras pessoas, tudo começa a mudar e um mundo novo se descortina diante da nossa existência.

Respeite suas palavras como você respeita a maior divindade em quem confia. Sua vida se transformará completamente.

Talvez a Índia antiga tenha sido a pioneira no estudo dos mantras[2], os sons sagrados que invocam a força da criação. Através dos mantras, podemos conectar nossos chacras com a energia perfeita que os equilibra e alimenta, tanto que cada um dos chacras possui um bija mantra, ou seja, um pequeno som, de uma sílaba, que evoca todo o potencial do chacra.

Ao entoarmos os bija mantras, nossos chacras se purificam de energias densas e entramos em um estado harmônico e contemplativo, capaz de transformar nosso estado de espírito em apenas alguns segundos.

EXPERIMENTE ENTOAR OS BIJA MANTRAS

**1º Chacra | Básico** => região do cóccix => **Lam**

**2º Chacra | Sacro** => região sexual => **Vam**

**3º Chacra | Umbilical** => região do umbigo => **Ram**

**4º Chacra | Cardíaco** => região do coração => **Yam**

**5º Chacra | Laríngeo** => região da garganta => **Ham**

**6º Chacra | Frontal** => região entre as sobrancelhas => **Om**

**7º Chacra | Coronário** => região do topo da cabeça => **Bija mantra desconhecido**

---

[2] Elas são palavras poderosas que imitam o momento da criação do Universo. Com origem no idioma sânscrito, a palavra "mantra" é a junção de duas palavras: *manas*, que significa mente, e *tra*, que significa controle. Através da prática dos mantras atingiríamos o controle da mente.

É muito fácil entrar em sintonia com os seus chacras. É só pronunciar na sequência, de olhos fechados e concentrando-se em cada um deles, iniciando pelo 1º chacra e indo até o 7º chacra. Como o 7º não possui bija mantra, você pode utilizar o mantra Om. Nas primeiras vezes, talvez você ache que não está funcionando ou que não está concentrado o suficiente, mas a prática trará os resultados que deseja.

Em todos os nossos anos de experiência em consultório de Terapia Holística, constatamos muitos casos de cura de ansiedade, depressão, tristeza, angústia, gastrite e nervosismo excessivo com essa simples técnica que qualquer pessoa pode fazer. Tente e depois nos escreva contando seus resultados!

O mais importante que você precisa compreender aqui é que uma palavra não significa nada sem a emoção que ela carrega. Então, quando nos comunicamos de forma inflamada e raivosa, o Universo entende essa vibração e nos devolve tudo isso da mesma forma.

Somos da opinião de que a comunicação é um dos maiores desafios da humanidade, pois a maioria de nós não consegue se comunicar de uma forma tranquila. E saiba que dizer tudo aquilo que quisermos, para quem quer que seja, de maneira serena e equilibrada, é apenas uma questão de treino.

Se está sentindo raiva ou medo, espere mais um tempo, talvez mais um dia, aguarde o sentimento amadurecer e, então, comunique o que você deseja. Não faça isso por mensagem escrita... Letras não possuem emoções e podem causar grandes problemas, pois dão margem a interpretações variadas. Fale, diga e se expresse. Porém, tente argumentar sem alterar suas emoções, procure ficar estável e comunicar o que você precisa.

Lembre sempre que, ao emanar uma energia negativa para o outro, você será o maior prejudicado, pois todo som enviado volta para o seu ponto de origem, como aquela pedra no centro da lagoa.

Suas palavras são sagradas e carregam o poder divino da criação.

## E FINALMENTE... AS PLANTAS

Como já mencionamos nos capítulos anteriores, as plantas são capazes de absorver, carregar e transferir a energia divina de forma sutil para que o nosso corpo recobre o equilíbrio perdido em situações conflitantes e estressantes. Emissárias celestes, elas têm a função de nos ajudar em nosso caminho evolutivo.

Talvez, de todos os reinos, as plantas sejam os elementos mais compatíveis com a nossa energia e aquilo de que precisamos neste exato momento de nossa jornada evolutiva: curar nossas inferioridades e evoluir em nossas emoções.

Quando as plantas são combinadas com os cristais, as cores e os sons, os dons ocultos do reino vegetal são despertados e a grande magia acontece, pois os seres de luz que habitam esses elementos conseguem fazer o que mais apreciam: nos ajudar a evoluir.

Os seres iluminados vivem o princípio de *Mahakaruna*, que significa amor por servir na língua sânscrita. Essa é a grande motivação dos Grandes Mestres da Humanidade e dos seres de luz, ou seja, eles vivem para servir e ajudar os seres menos favorecidos, caso de toda a humanidade que ainda tem muito a aprender no quesito evolução.

Nos próximos capítulos, vamos ensinar as muitas formas de combinar os elementos para que você tenha resultados incríveis, restaurando sua confiança, autoestima, prosperidade, amor, bons relacionamentos e uma vida plena, mas antes você precisa compreender como funciona a hierarquia espiritual do reino vegetal.

## MAGIA E OS ELEMENTOS DA NATUREZA

Como você já percebeu, magia é uma ciência cósmica sagrada que consiste na comunhão harmônica entre o mago (aquele que tem a intenção de manipular energias cósmicas) e os elementos da natureza (que são combinados e potencializados para produzir os efeitos esperados).

Nós acreditamos que grande parte dos problemas humanos atuais são gerados pelo afastamento que a humanidade teve de suas raízes naturais. Algumas pessoas passam semanas sem olhar para o céu, para ver o sol ou a lua. Muitas outras não sabem mais o que é pisar no chão com os pés descalços, só fizeram isso na infância.

Para combinar a força da sua intenção com os elementos da natureza, você precisa compreendê-la, aceitá-la e amá-la da forma mais leve e equilibrada possível. O segredo maior daqueles que conquistam resultados extraordinários na magia com as ervas é justamente essa integração com as forças naturais. Nós gostamos de chamar essa integração de conexão.

A magia acontecerá naturalmente na sua vida e na de quem você quer ajudar se houver essa conexão de forma constante. Que este manual sirva de estímulo para você reconhecer e consagrar cada elemento da natureza. Que você amplie sua percepção para o poder de cada gota de orvalho ou cada raio de sol, porque a força da sua magia aumentará com o aumento da sua conexão.

## A HIERARQUIA ESPIRITUAL DO REINO VEGETAL

Assim como as cores, os sons e os cristais, as plantas são emissárias da luz divina na Terra, fazendo parte do plano de Deus na reconstrução da alma humana.

Desde que o homem se perdeu em seu caminho, desviando-se dos seus objetivos elevados de evolução e criando o seu maior inimigo chamado ego negativo, as plantas e sua energia de cura têm contribuído muito para a dissolução da autoignorância.

E o que é autoignorância?

É quando nossa alma atinge um distanciamento tal de sua missão a ponto de ficar doente.

Um ser humano equilibrado e evoluído não tem a necessidade de experimentar a doença, pois não precisa chegar a esse estágio para perceber seus desequilíbrios. Porém, a maioria de nós, seres humanos, ainda necessita da dor e da doença como sinalizadores emergenciais de que algo está errado.

Quando, ao invés de mergulharmos em uma proposta de cura em níveis mais profundos, utilizamos remédios alopáticos para uma cura superficial, somos autoignorantes. Curar-se profundamente implica em um mergulho dentro de si mesmo para rever e questionar os reais motivos da doença de forma multidimensional: no aspecto físico, mental, emocional e espiritual; isto é autoconhecimento: compreender as questões extrafísicas que trouxeram o desequilíbrio físico.

Se o ser humano fosse evoluído o suficiente a ponto de perceber onde está errando antes de ocorrerem manifestações no corpo físico (dores e doenças), o sofrimento que experimentamos com as doenças seria erradicado, pois seria desnecessário enquanto instrumento de aprendizado.

Dentro da grandeza do Universo e da imensa compaixão divina, fomos presenteados com elementos naturais de cura profunda. Em nosso corpo físico, temos o lobo frontal, que é a morada da consciência, associado ao 6º chacra e à glândula hipófise ou pituitária, tendo relação direta com os diversos fenômenos de clarividência, intuição e percepções parapsíquicas, responsável pelo intelecto, aprendizagem, conhecimento e discernimento.

Através do controle da energia dos pensamentos, podemos gerenciar os processos químicos do organismo, produzindo somente substâncias saudáveis e agradáveis ao corpo de acordo com os pensamentos gerados. No corpo físico, dispomos também de um avançadíssimo sistema imunológico, que regenera todas as células de nosso corpo a cada ato de amor gerado.

A frequência do amor, que possui a mesma vibração da cor verde, traz a cura e o equilíbrio, promove a saúde e o bem-estar, pois estimula o funcionamento do timo, glândula localizada próxima ao coração e responsável pela nossa imunidade. Os atos compassivos regeneram nossa saúde.

Justamente como uma demonstração de amor, o Universo nos presenteou com tanto verde na natureza. Muitas vezes, por não compreendermos o significado disso tudo, nós acabamos destruindo esse bem precioso um pouco a cada dia.

No reino mineral, encontramos os cristais, um dos elementos da natureza mais próximos da perfeição divina. Por serem milenares, possuem sabedoria e um arranjo geométrico perfeito, capaz de gravar informações extrassensoriais e repeti-las com perfeição nos ambientes e na natureza, promovendo cura e equilíbrio energético.

As cores também vêm nos trazer equilíbrio, pois cada frequência de onda emitida por uma delas identifica-se com um chacra correspondente em nosso corpo físico. As cores nos trazem suprimento energético.

A natureza dispõe de tudo o que precisamos para sermos saudáveis, felizes e conscientes de nossa missão aqui no planeta Terra. No reino vegetal, encontramos o espírito das plantas, seres que interagem perfeitamente com a nossa alma, trazendo a cura, a energia e a transformação das quais tanto precisamos. Os devas são os seres supremos que orquestram todos os processos do reino vegetal.

## OS DEVAS DA NATUREZA

Os devas são seres superiluminados, subservientes à energia da criação e responsáveis pela organização da natureza. Dentro da hierarquia cósmica, estão no mesmo nível dos arcanjos e Elohim, e lideram todas as equipes de elementais presentes no reino natural: duendes, gnomos, sílfides, náiades, nereidas e tantos outros espíritos sagrados ligados a cada planta ou mineral presente na nossa natureza.

Sempre que você come uma maçã, saiba que dentro dela existe o espírito de um elemental subserviente a um deva superiluminado, responsável por todas as maçãs do mundo. A energia dévica garante que quando plantamos uma semente de maçã, é uma maçã que vai nascer e não um abacate. Toda essa organização vem do plano dévico.

Existem muitos tipos e hierarquias de devas, claramente diferentes do reino humano, pois eles trabalham em perfeita harmonia com as outras hierarquias. Cada grupo de devas possui um trabalho específico e métodos de desenvolvimento pelos quais atingem seus objetivos e evoluem.

Cada caminho evolutivo dévico está associado a uma cor, e o caminho de evolução violeta dos devas, por exemplo, passa pelo sentimento, pela educação da humanidade e pelo aperfeiçoamento do corpo físico. A jornada de serviço verde dos devas está concentrada no reino de magnetização das energias que protegem toda a vida vegetal e lugares sagrados na Terra. Os devas do branco guardam os membros da família humana e controlam a água e o ar elementares no reino dos peixes.

A evolução dos devas está se acelerando, atualmente, em sincronicidade com a evolução da família humana. Eles já atravessaram o reino humano e optaram, como *bodhisattvas*[3], por ficar e trabalhar no plano terrestre.

Existe um grupo de devas onde se encontram todos os elementais que trabalham com o campo energético da humanidade e todos os elementais que trabalham com os corpos etéricos de objetos inanimados. Em outro grupo dévico, encontram-se as fadas e elfos que formam e dão colorido às flores, os elementais que trabalham com os legumes, com os frutos e com todo o verde que cobre a superfície terrestre. Também ligados a esse grupo

---

[3] Para o Budismo, *bodisatva* ou *bodhisattva* significa "ser"(*sattva*) "iluminado" (*bodhi*). Tradicionalmente, um *bodhisattva* é qualquer pessoa que, movida por grande compaixão, gerou *bodhicitta*, o desejo espontâneo de atingir o mesmo *status* de Buda para o benefício de todos os seres sencientes. De acordo com o Budismo Tibetano, *bodhisattva* é um dos quatro estados sublimes que um ser humano pode alcançar em vida. Os outros três são: *Arhat*, *Buddha* e *Pratyekabuddha*.

estão os devas da magnetização conectados com as pedras, os talismãs e os lugares sagrados da Terra. Há também um grupo de devas encontrados ao redor das habitações dos mestres que vivem na Terra.

Existem ainda os devas que trabalham com os elementais do ar e mar, os silfos, as fadas da água e os devas que guardam os seres humanos. Existem também elementos chamados de pitris solares que regem todas as forças naturais, leis e processos. Os pitris solares e lunares são todos subservientes à energia criadora e expressam a vontade divina.

Os devas vivem em todos os planos conscienciais: etérico, astral, mental e espiritual. De acordo com as escrituras sagradas da Sociedade Teosófica, os pitris solares são os minúsculos devas individuais que vêm da energia solar (prana ou chi). Eles formam nossos corpos inferiores (chacras inferiores). Nessas escrituras existem relatos informando que, no futuro distante, em algum ponto, o reino dévico e humano vão se reunir.

À medida que os humanos aprenderem a trabalhar mais estreitamente com a evolução dévica, aprenderão como curar e controlar seus campos de energia em maior grau. Também há devas com os quais a humanidade não tem contato direto, mas que representam um papel crucial na transmissão do prana, força vital para a humanidade, a partir do sol.

Os devas são diferentes dos espíritos da natureza e dos seres elementais pelo fato de deterem os padrões arquetípicos de todas as formas físicas na Terra e dirigirem a energia que é requerida para sua materialização. A maioria das pessoas acredita que o crescimento das plantas e animais ocorre através da lei natural. Na verdade, os devas é que executam essa lei, e eles realizam seu trabalho sem cessar e com alegria.

Há um deva individual para cada pé de cenoura, por exemplo, e também existe um deva superiluminado responsável por todas as plantas de cenouras em todo o mundo, funcionando de forma hierárquica.

Os devas são os arquitetos. Os espíritos da natureza e os elementais são os artesãos que cumprem o trabalho, recebendo não apenas o projeto do plano, mas também a energia para materializá-lo.

A palavra "deva" significa, na realidade, "um brilhante". Os devas não têm uma forma particular. Eles assumem o formato requerido, ou seja, a maneira como aparecem aos seres humanos, com frequência, corresponde às formas de pensamento que temos sobre eles, tal como as pressuposições de que os anjos são alados e que os anões carregam picaretas.

Os números e tipos de devas são infinitos por causa da enorme variedade de substâncias físicas presentes no planeta Terra, que tem um reino vegetal altamente evoluído.

Há devas de todas as flores, plantas, paisagens, lagos, rios, solos, jardins, adubos, chuvas, ventos, elementos e árvores, para nomear apenas alguns.

Cada mudança na estrutura e cor de uma flor, por exemplo, requer outro grupo de construtores. Quando uma flor desabrocha, aparecem as fadas.

É necessário compreender que os animais, plantas e minerais não estão aqui apenas para servir aos humanos, mas que também os humanos estão aqui para servi-los.

No Budismo, esses reinos são considerados completamente iguais à humanidade, e é assim que deve ser. Cada um está aqui para exprimir a si próprio.

Quando flores são cortadas, as fadas construtoras podem acompanhá-las por algum tempo. Cada jardim tem não apenas uma bela aparência e perfume, mas também um belo som. Quando uma flor desabrocha com perfeição, ela cria um acorde, que é a tônica daquela flor. Esse acorde pode ser ouvido em estado meditativo.

## CRIANDO UM JARDIM EM PARCERIA COM OS DEVAS

A maioria das pessoas apenas planta seus jardins seguindo tutoriais na internet, buscando a melhor lua, a melhor época, os melhores adubos e substratos. Claro que tudo isso faz diferença dependendo da espécie que desejamos cultivar, mas é muito importante convocar a presença dos devas através de uma oração criada por você mesmo, com a intenção de que a sua planta tenha um tutor espiritual para que o desenvolvimento dela seja abençoado.

Do ponto de vista dos devas, um jardim deve ser semeado física e espiritualmente. Os devas e os elementais da natureza estão tão acostumados a serem invisíveis e ignorados que sentem grande prazer ao conseguir trabalhar com humanos conscientes deles, dispostos a atuar em conjunto e que os tratem como iguais, apreciando o trabalho maravilhoso que fazem. Eles se sentem muito gratificados pela admiração humana.

Então, a partir de agora, experimente invocar a presença dos devas em cada uma das suas plantas e você perceberá grandes mudanças energéticas no seu lar, e também um incrível brilho nas folhas, durabilidade das flores e uma energia vital muito diferente, exalada em cada planta. Você vai sentir e trocar energia com esses seres divinos, além de viver uma experiência de sensibilidade, alegria e leveza que jamais viu!

Se você tiver em sua casa árvores frutíferas, perceberá claramente uma mudança no tamanho, cor e sabor dos frutos, pois a maior alegria de um deva é trabalhar em parceria com os humanos na construção de jardins e plantações. Vá em frente e experimente, porque vale muito a pena.

## LEMBRE-SE DA RAZÃO E DO PROPÓSITO DESTE MANUAL

Agora que você já conheceu a nossa história, aprendeu mais sobre os conceitos de magia, a ciência cósmica sagrada, entendeu a importância da energia das plantas na cura da nossa alma, compreendeu a sua própria energia e estudou os reinos e os elementos da natureza, é hora de colocar a mão na massa!

Swami Hariharananda, um dos grandes mestres iluminados do Kriya Yoga, costumava dizer que "um quilo de prática vale muito mais de que uma tonelada de teorias". De nada adianta ler, teorizar, anotar e não aplicar o que você aprendeu.

Então, são as suas práticas com a magia das ervas que vão trazer os resultados que você deseja. Nas próximas páginas, vamos transmitir a essência da magia das ervas através de técnicas que foram detalhadamente testadas nos últimos 15 anos e que já transformaram milhares de vidas positivamente.

Antes de ingressarmos na parte prática, nós precisamos lembrá-lo da grande dificuldade que estamos enfrentando atualmente. Costumamos dizer que o maior problema não é ter inimigos na vida. O grave, na nossa opinião, é ter inimigos e não saber da existência deles ou simplesmente saber que eles existem, mas desconhecer a maneira como atuam.

Para continuarmos nesta jornada no *Manual de Magia com as Ervas*, nós achamos importante alertar sobre um assustador inimigo oculto dos dias atuais: o Ciclo da Doença, uma teia silenciosa, ardilosa e sorrateira que, mais dia ou menos dia, prenderá você ou alguém que você ama, isso se já não prendeu.

Vivemos em uma época em que é muito mais fácil encontrar um medicamento alopático do que uma planta. Só que nesse fato mora uma visão distorcida de que o remédio cura os males da alma, e isso não é verdade. Também estamos impregnados com a visão distorcida de que a cura para as nossas dores está fora de nós, em hospitais e medicamentos, outro grave erro que precisamos liquidar.

As plantas foram feitas sob medida para nos trazer saúde e, principalmente, consciência. O reino vegetal oferece uma vibração sutil capaz de nos despertar uma vontade de buscar equilíbrio, plenitude e curar de vez as mazelas que assolam a nossa alma: medo, tristeza, irritação, ansiedade, raiva, mágoa, egoísmo, desconfiança, desequilíbrio, baixa autoestima e sentimento de menos-valia.

Já a indústria poderosa que domina o mercado farmacológico, unida à indústria da alimentação e entretenimento, tem um objetivo em comum: deixá-lo apático, doente, dependente e, se possível, pobre. Sabemos que essas palavras são duras, mas analise você mesmo e veja as conexões por todos os lados que provam o que estamos falando. A verdade é que essa indústria apenas se aproveita da nossa ignorância e até do nosso comodismo. Porém, isso acabará assim que mais e mais pessoas tiverem conhecimento sobre as verdadeiras causas de doenças.

Está em você a capacidade de mudança para sair dessa rede de ilusões e mentiras que o deixa aprisionado e doente, algo muito lucrativo para o sistema poderoso do Ciclo da Doença, que funciona da seguinte forma:

1. A dor ou a doença surge e então você toma remédio e mascara a verdadeira causa ou atua apenas na consequência.

2. Você não melhora em essência, apenas distrai ou remedia a doença.

3. Os remédios e tratamentos geram efeitos colaterais e têm muitas contraindicações, a sua energia, disposição e motivação ficam abaladas. Você simplesmente não se sente bem porque não conseguiu conquistar a harmonia que desejava ou ainda porque já está sentindo efeitos colaterais dos tratamentos e medicações.

4. Suas crenças na doença e na sua fragilidade aumentam, sua confiança diminui, você se acostuma com uma vida mediana e acha que viver assim é normal.

5. Você começa a acreditar na doença como algo comum e que faz parte da vida. Seus parentes, amigos e a sociedade também acreditam na mesma coisa. Embora você sinta um desejo interior de partir para uma jornada de equilíbrio natural e transformação, há muita pressão social de amigos e parentes.

6. A qualquer sinal de mal-estar, dor ou doença, mesmo que temporária ou leve, você se entrega aos remédios, tratamentos convencionais e até às cirurgias.

7. Esse ciclo gira e se autoalimenta por conta do estilo atual de vida. Por consequência, você não consegue ter a vida que sempre sonhou. Roubaram de você a possibilidade de ter uma

vida livre, porque, sem perceber, você foi pego pelas terríveis teias do Ciclo da Doença.

É justamente na conclusão sensata desses fatos que você também pode encontrar o caminho inverso para uma vida incrível. Se está comprometido em viver uma vida fora do comum e também fora do Ciclo da Doença, além de ajudar mais pessoas a sair dessa teia terrível, mas não sabe qual é o próximo passo, você precisa seguir com as práticas que encontrará nas próximas páginas.

Nós prometemos que neste livro você vai ter acesso a ferramentas poderosas de curas naturais para sair do Ciclo da Doença e ficar apto para ter acesso ao conhecimento da magia e do poder oculto das ervas. Assim, conseguirá melhorar o que você quiser na sua vida, na vida das pessoas ao seu redor, dos ambientes e até dos seus animais de estimação.

Faça deste *Manual de Magia com as Ervas* a sua resposta para uma vida livre do Ciclo da Doença. Jamais se esqueça da razão e do propósito pelo qual você faz o que faz. Esteja consciente das forças da natureza e tenha sempre em mente que a nossa conexão aumenta quando nos lembramos de que somos também parte dos elementos da natureza.

·4·

# PROCEDIMENTO PREPARATÓRIO

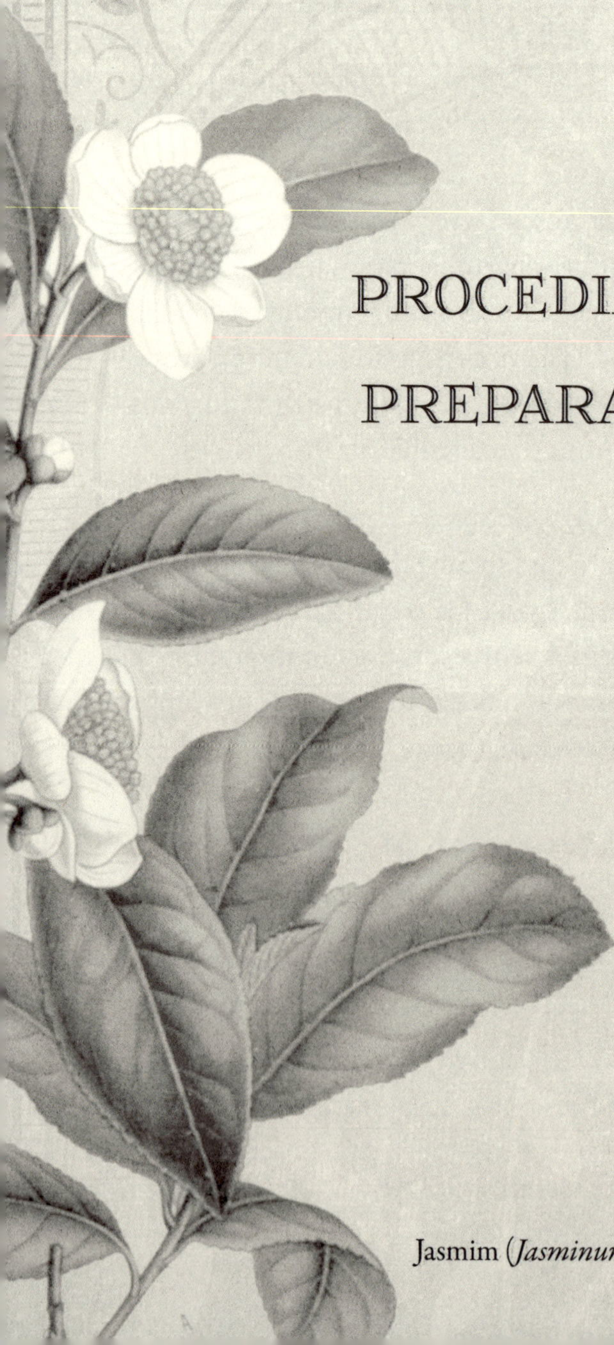

Jasmim (*Jasminum officinale*)

PARA TER O MAIOR SUCESSO POSSÍVEL na aplicação deste manual na sua vida, você precisará executar alguns passos de preparação para realizar suas receitas e tratamentos. Nós organizamos este capítulo de preparação em duas partes. A primeira é o que chamamos de preparação da energia. Já a segunda é o que chamamos de preparação prática com sua lista de compras, onde estão as ervas, ingredientes e utensílios que serão usados nas receitas deste livro.

## PARTE 1 – PREPARAÇÃO DA ENERGIA

As técnicas que vamos demonstrar a seguir precisam ser utilizadas sempre antes de qualquer prática de magia. É muito importante compreender que quando vamos manipular a energia das plantas, nosso campo de energia pessoal e do ambiente onde estamos precisa estar selado e protegido contra invasões de energias desqualificadas.

É agora que você vai aplicar na prática tudo que você aprendeu até aqui sobre chacras, anatomia sutil e elementos da natureza.

As técnicas que vamos recomendar são o que chamamos de procedimento padrão para o uso da Magia com as Ervas. Da simples preparação de um chá ou até mesmo na execução das técnicas mais avançadas que você verá aqui, aplique este procedimento padrão preparatório para cada uso das técnicas.

Você deve cuidar de **TRÊS PILARES BÁSICOS** para aplicar a Magia com as Ervas:

### 1. PREPARAÇÃO PESSOAL

Mude a sua sintonia pessoal. Acalme a mente, limpe os pensamentos, faça sua higiene psíquica e conecte-se com uma força superior. Ative sua força de alquimista das ervas. Para isso, faça as seguintes práticas que serão explicadas adiante:

- Conexão
- Limpeza energética VBD Pessoal

### 2. PREPARAÇÃO DO AMBIENTE

Envolva o ambiente que vai usar em vibrações elevadas. Modifique a vibração do local com a sua intenção e sua sintonia elevada. Conecte-se com as energias naturais de luz e forças superiores. Para isso, faça as seguintes práticas que serão explicadas adiante:

- Ativação do Campo Verde
- Limpeza energética VBD Ambiental

### 3. PREPARAÇÃO DOS UTENSÍLIOS

Ajuste e sintonize a energia de tudo que você irá usar. Cada material que você usar precisa ser limpo, potencializado e ativado energeticamente. Para isso, faça as seguintes práticas que serão explicadas adiante:

- Ativação do Verde e Prata
- Limpeza energética VBD de Objetos

Sempre que for realizar seus procedimentos aplique esses três pilares. Neste capítulo você encontrará a instrução detalhada de como fazer cada uma das técnicas recomendadas. Você verá que, com a prática, esses três passos se tornarão um hábito. Também perceberá que as técnicas são interligadas, ou seja, fará uma seguida da outra com absoluta facilidade e naturalidade. No começo, pode ser que você demore um pouco mais ou não consiga fazer exatamente como recomendamos. Não se preocupe, porque é a prática que vai lhe trazer a perfeição.

### O mais importante

De nada adianta você executar os pilares da preparação se durante as suas preparações os seus pensamentos vagarem entre pensamentos confusos e distrações. Lembre-se do primeiro capítulo em que explicamos os três pilares da magia. Você não terá os resultados que deseja se não mantê-los equilibrados.

Use músicas que elevem a sua alma. Crie o ambiente perfeito para evitar que os pensamentos negativos surjam. O importante é usar a criatividade para manter a sintonia elevada.

## TÉCNICA 1 – ATIVAÇÃO DO VERDE E PRATA

Desde 2002, quando iniciamos nosso trabalho com a Fitoenergética, nós já tínhamos a noção de que esta técnica de cura natural era poderosa e que iria atravessar fronteiras para ajudar muitas pessoas em sua transformação pessoal. O que não tínhamos ideia era da proporção que o trabalho teria, o que graças a Deus Pai/Mãe, aos céus ou ao Universo nos enche de alegria e satisfação.

Em todos estes anos, muitos segredos das plantas nos foram revelados em rituais iniciáticos, em cursos, meditações e também nos processos terapêuticos, e um deles foi a Linha Sul.

E você deve estar se perguntando: mas o que é Linha Sul?

Linha Sul é o nome que damos a um forte vórtice de energia Verde e Prata que percorre toda a costa do Atlântico no Brasil até chegar no Rio Grande do Sul, passando pelo Espírito Santo, Rio de Janeiro, São Paulo, Santa Catarina e Paraná.

Esse vórtice de energia Verde e Prata é um portal que paira sobre essa região do Brasil, disponibilizando cura e conhecimento sobre a energia das plantas, é como se fosse uma área de conexão com o coração verde pulsante do reino vegetal.

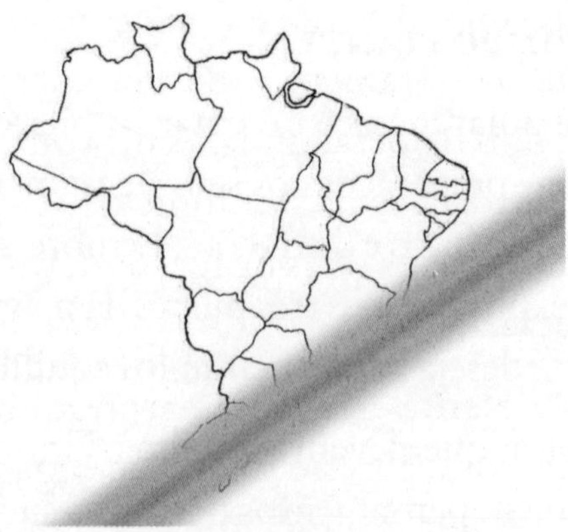

*Linha Sul: vórtice de energia Verde e Prata*

A cor verde traz a simbologia do amor universal e da verdade, pois na raiz da língua grega, "verde" e "verdade" possuem o mesmo significado. Quando estamos conectados ao verde, acessamos a consciência do nosso coração que, segundo as pesquisas mais avançadas de neurociência e neurocardiologia, possui mais consciência que o nosso cérebro.

A consciência presente em nosso coração é capaz de estabelecer uma comunicação com todas as nossas células, pois, além de bombear o sangue, ele transmite informação para o corpo inteiro o tempo todo. E se ele transmitir informações baseadas no amor, nosso corpo terá saúde e equilíbrio.

A cor prata está ligada ao chacra estrela da alma, que está acima do nosso coronário e é considerado um chacra extrafísico, porque é totalmente espiritual e não tem nenhuma glândula física associada a ele. É nesse centro de energia que estão armazenadas as nossas informações superiores e nossa conexão com a Fonte Criadora.

Quando estamos conectados ao Verde e Prata, vibramos amor e sabedoria, o que nos traz uma condição única de trabalhar com a magia das ervas.

A conexão com o Verde e Prata é o grande diferencial de quem prepara os tratamentos da Fitoenergética e de Magia com as Ervas, pois o operador da técnica ou o mago, como você preferir, está ligado à mais alta fonte de sabedoria das plantas onde estão presentes os seres de luz, os devas e os arquitetos da sabedoria vegetal.

Quando a planta está lá na natureza, quietinha, ela nos dá seus frutos, suas flores e sua parte orgânica com os princípios ativos, ou seja, a ajuda que nos oferece se dá de forma física ou fitoterápica.

Já ao sintonizarmos a planta com a energia Verde e Prata, ela nos revela seu poder oculto, atuando em nossas emoções, pensamentos e sentimentos, estimulando a nossa consciência a encontrar seus próprios caminhos de cura e transformações positivas.

Aos poucos, a prática do Verde e Prata se torna quase automática e, mesmo sem querer, quando percebemos, estamos emanando Verde e Prata para uma árvore ou para a salada que está em nosso prato.

Mais do que uma técnica de energização, o Verde e Prata é um sinal de respeito, reconhecimento e reverência à sabedoria oculta do reino vegetal.

Com o tempo de prática, em um grau mais avançado de conexão, é possível inclusive energizar uma porção de água com a energia de qualquer erva sem que seja necessário ter uma amostra dela, pois você tem acesso à matriz espiritual da planta que desejar.

## COMO ESTABELECER UMA CONEXÃO COM O VERDE E PRATA

Para se conectar à Linha Sul e à energia do Verde e Prata, bastam alguns passos simples:

Feche os olhos e sinta, visualize ou imagine que do seu coração brota um cone de luz Verde que pulsa e se retrai.

Feche os olhos e sinta, visualize ou imagine que da sua testa, no ponto entre as sobrancelhas, brota um cone de luz Prata que pulsa e se retrai.

Enquanto o Verde sai de seu coração, o Prata em sua testa se retrai. Enquanto o Prata sai da sua testa, o Verde em seu coração se retrai em uma frequência de Verde e Prata, Verde e Prata, Verde e Prata.

Quando você sentir que os cones Verde e Prata pulsam, contraindo-se e expandindo-se como um coração, direcione essa energia para o chá, para a planta, o patuá ou para qualquer técnica e intenção que você desejar.

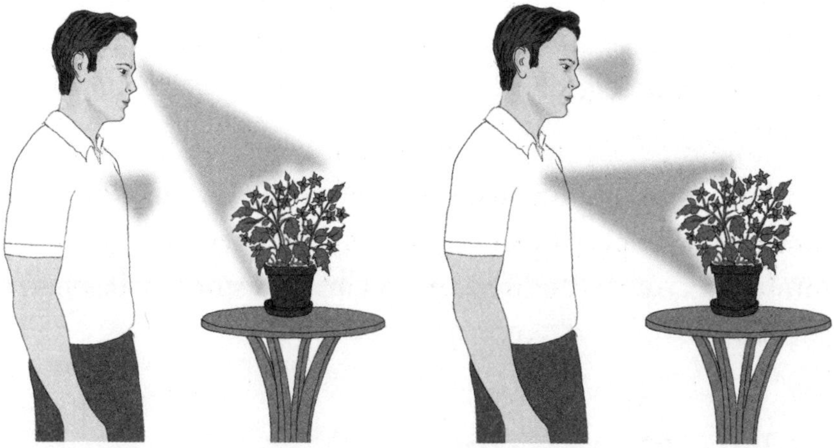

*A Luz Verde sai do coração, e a Prata da testa. Quando o Verde se retrai, o Prata se expande. Enquanto o Prata se retrai, o Verde se expande.*

Nas práticas deste manual, você utilizará a técnica do Verde e Prata para tudo, então treine e persista.

Muitas pessoas ficam preocupadas em visualizar as cores e têm dificuldades. Fique tranquilo pois não é necessário visualizar. Se você não consegue visualizar, procure sentir. Se não consegue sentir, procure acreditar que as luzes Verde e Prata estão ali pulsando. Depois de um tempo de prática, fica tudo muito natural e com uma conexão muito fácil.

## TÉCNICA 2 – LIMPEZA ENERGÉTICA VIOLETA, BRANCO E DOURADO (VBD)

Este exercício é fundamental para que possamos seguir em frente! Pratique várias vezes por dia, pois só com ele você já vai colher muitos resultados.

Feche os olhos e faça cerca de 10 a 20 respirações bem profundas. É fundamental que o tempo de inspiração seja exatamente o mesmo do tempo de expiração.

A respiração profunda fará com que os pensamentos e agitações deem lugar a um estado de calma e relaxamento em poucos segundos.

Respirar profundamente em ciclos iguais é algo que você deve incluir na sua rotina sempre que quiser se concentrar, relaxar, meditar ou mesmo se sentir melhor. Lembre-se de sempre inspirar pelo mesmo tempo que expira.

### VBD nos Utensílios

Imagine, visualize ou apenas acredite que uma grande luz violeta vem do céu e passa pelos utensílios que você quer energizar. Essa luz violeta limpa e transmuta cada objeto, ingrediente ou utensílio.

Se em sua mente a cor insistir em ficar um pouco mais de tempo, deixe fluir, pois muitas vezes isso indica que algo precisa de mais limpeza. Depois, imagine que essa luz violeta vai saindo.

Em seguida, faça a mesma coisa, mas com a luz branca. Imagine, visualize e sinta uma luz branca que purifica toda a energia dos ingredientes, utensílios ou objetos.

Então, sinta ou imagine que essa luz branca vai embora.

Por último, faça o mesmo com a luz dourada. Imagine, visualize e sinta uma luz dourada que purifica toda a energia dos ingredientes, utensílios ou objetos. Agora imagine que a luz dourada fica nos itens energizados e os envolve.

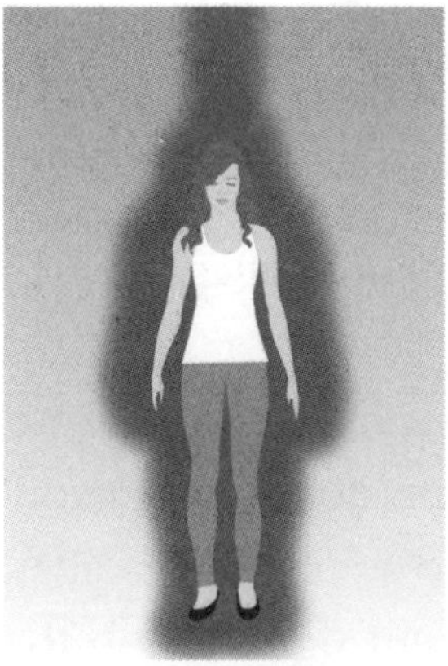

*Luz Violeta*

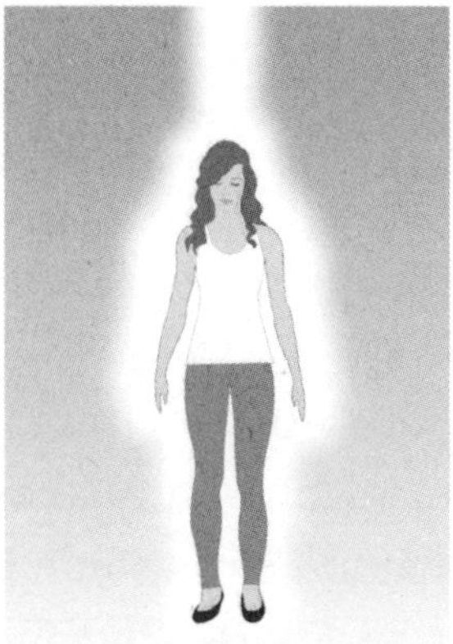

*Luz Branca*

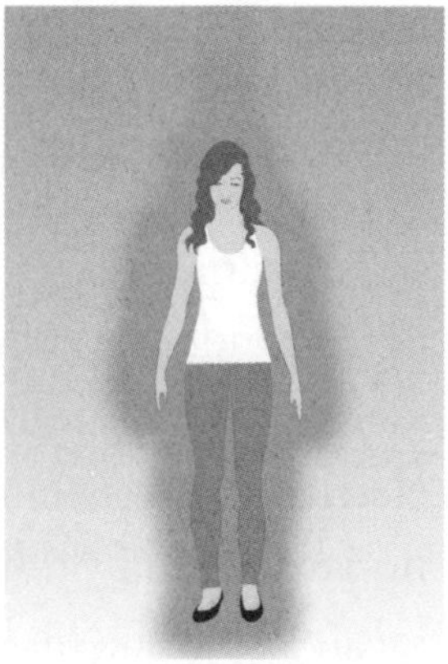

*Luz Dourada*

## VBD Pessoal

É o mesmo conceito, mas agora as cores passam por você.

Imagine, visualize ou apenas acredite que uma grande luz violeta vem do céu e passa por você. Essa luz violeta limpa e transmuta calmamente o seu ser, da cabeça aos pés.

Se em sua mente a cor insistir em ficar um pouco mais de tempo, deixe fluir, pois muitas vezes isso indica que algo precisa de mais limpeza. Pode ser um ponto do seu corpo ou da sua aura que necessita de mais energia.

Depois, imagine que essa luz violeta sai pelos seus pés. Em seguida, faça a mesma coisa, mas com a luz branca. Imagine, visualize e sinta uma luz branca vinda do alto, que entra pelo alto da sua cabeça e passa suavemente por você.

Então, sinta ou imagine que essa luz branca vai embora saindo pelos seus pés.

Por último, faça o mesmo com a luz dourada. Imagine, visualize, sinta uma luz dourada que vem do alto e ilumina e protege sua aura. Com a luz dourada, imagine que ela cria um envoltório luminoso ao seu redor. Sinta essa bolha de proteção dourada.

## VBD Ambiental

Acalme seus pensamentos, esvazie a sua mente e imagine que uma grande luz violeta vem do céu e entra em sua casa. Essa luz violeta vai passando pelo teto, parede, chão, tomadas e quadros elétricos, móveis, encanamentos e até na casinha do seu cachorro, no jardim. Ela vai limpando e transmutando a energia de cada local. Se em sua mente a cor insistir em ficar em algum cômodo mais tempo, deixe fluir, pois muitas vezes alguns lugares precisam mais de limpeza do que outros.

Em seguida, imagine que a luz violeta vai embora e dá passagem para uma luz branca que purifica toda a energia do seu lar. Percorra o mesmo caminho que você fez para a luz violeta: passe pelo teto, parede, chão, tomadas e quadros elétricos, móveis, encanamentos, a casinha do seu cachorro, o jardim e purifique a energia de cada lugar.

Depois, imagine uma luz dourada que protege toda a energia do seu lar. Percorra o mesmo caminho que você fez para a luz branca: teto, parede, chão, tomadas e quadros elétricos, móveis, encanamentos, a casinha do seu cachorro, o jardim, protegendo e selando a energia de cada local. E por fim imagine que a luz dourada envolve o ambiente como uma bolha de energia luminosa que protege e eleva a sintonia do local.

## Nota importante

A energia de um ambiente é a soma dos pensamentos, sentimentos e emoções de todos os seres que ali circulam.

Para que você possa compreender melhor esse conceito, vamos imaginar uma casa onde vive uma família com cinco pessoas. Tudo o que essas pessoas pensam e sentem, desde os sentimentos mais altruístas até as emoções mais nocivas, fica pairando pelo ambiente e essas energias são impregnadas nas paredes, no teto, no chão e em todos os lugares.

Por isso, a limpeza energética de um ambiente é tão importante quanto a faxina física. Uma casa que não é limpa fisicamente há mais de dez anos terá toda a sorte de poeiras, sujeiras e até animais como ratos, aranhas, teias, o que certamente não fará bem para a nossa saúde física.

Então, agora imagine um lar onde o ambiente não é limpo energeticamente há anos. Todas as brigas, discussões, estresse, tristezas e mágoas das pessoas que já passaram por aquele ambiente estão pairando no local, e o pior é que essas informações dispersas no ambiente se comunicam com o nosso inconsciente estimulando uma continuação dessa mesma energia. Práticas simples como a Violeta, Branco e Dourado (VBD) podem fazer verdadeiros milagres no seu lar.

Essa técnica foi amplamente testada em ambientes nos últimos 15 anos e demonstra resultados incríveis que comprovam a sua eficácia. Você pode utilizar em sua casa sempre ao acordar e antes de dormir. Com o tempo, você conseguirá aplicá-la de forma muito rápida e igualmente eficaz.

Você também pode usar em seu ambiente de trabalho, mas somente na sua mesa ou sala de trabalho.

Evite aplicar em ambientes grandes como fábricas e prédios, pois você precisa da autorização dos donos para mexer com a energia dos seus ambientes.

Assim como no mundo natural e nos reinos da natureza existem seres de luz que guardam e protegem tudo o que existe, nos prédios e ambientes prevalece a mesma lei.

Portanto, só mexa em energias que você possui autorização para mexer. Por exemplo, se você mora com seus pais e a casa é deles, antes de aplicar esta técnica, peça autorização a eles, senão aplique somente no seu quarto.

## TÉCNICA 3 – CONEXÃO PESSOAL

Entenda como conexão pessoal qualquer forma de prece ou oração. É aquele momento em que você tem a intenção de se conectar com forças superiores ou energias divinas e espirituais.

Nós aplicamos o que chamamos de Conexão de 4 Etapas. Essa é apenas a nossa sugestão de uma técnica de conexão espiritual comprovadamente eficiente.

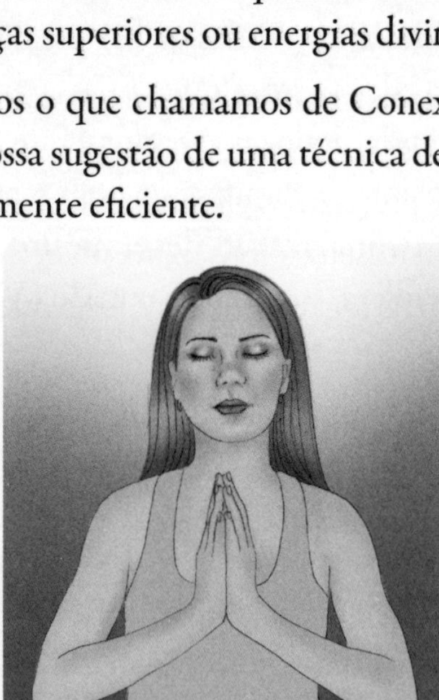

*Conexão de 4 Etapas: momento de prece ou oração*

## PASSOS DA CONEXÃO DE 4 ETAPAS

**1. Elevação**

Respire bem fundo em torno de 20 vezes. Enquanto você respira profundamente, conecte-se a tudo pelo que você é grato(a) e siga agradecendo. O segredo aqui é você se envolver em um sentimento genuíno de gratidão por tudo.

**2. Conexão**

Agora que você relaxou com respirações profundas e que elevou o seu sentimento de gratidão, direcione uma intenção para que a energia da sua oração seja oferecida para todas as pessoas que também rezam, a todas as redes de oração.

**3. Ajuda ao mundo**

Agora você coloca uma intenção desejando que a energia da oração seja oferecida para todas as pessoas e situações do mundo que precisam dela. Exemplo: Líderes mundiais, religiosos, orfanatos, hospitais, zonas de refugiados, regiões de guerra e demais lugares que você acha que precisa de luz.

**4. Eu mereço**

Agora direcione a energia da oração para os seus projetos de vida, seus sonhos, sua saúde, sua família... Fique à vontade para dedicar-se a essa energia, focando em tudo que você acha que precisa. Basta mentalizar a situação que a energia da oração atuará nela. Finalize a oração em estado de leveza e gratidão, sinta a paz do momento!

## TÉCNICA 4 – ATIVAÇÃO DO CAMPO VERDE

Tudo que tocamos, todos os espaços onde interagimos e todas as situações que vivemos são campos de energia. A sua residência tem um campo de energia, a sua família, o seu trabalho, a relação de amizade que você tem com determinada pessoa. Todas essas situações são campos específicos de energia e, ao longo deste manual, você tem visto que falamos muito sobre esse fato.

Toda energia tem sua identidade própria: a frequência vibratória. O que difere um campo de energia da sua família em relação ao do seu trabalho é a alteração desta característica chamada frequência.

O tempo todo estamos interagindo com variados campos de energia, cada qual com frequências vibratórias específicas. Cada indivíduo também manifesta sua vibração própria e, por consequência, ao entrar em contato com outras vibrações diferentes, o tempo todo influenciará e receberá influências por outros campos energéticos.

Esse entendimento é especialmente importante para compreendermos que, ao utilizar as plantas, estamos construindo campos energéticos de energia vegetal que serão misturados aos campos energéticos das pessoas, lugares, situações ou objetos que queremos alcançar ou tratar.

Usar a energia das plantas é manipular campos energéticos da força vegetal para os mais diversos fins. Quando uma pessoa prepara uma fórmula com base na Fitoenergética (que é a base do conhecimento usado neste manual), faz magia, o que, em outras palavras, significa que ela dá origem a um campo de energia vegetal estruturado para fins específicos de cura, elevação, sabedoria e harmonização. Porém existe um detalhe que passa desapercebido para a maioria das pessoas que utiliza a magia das plantas: a força, o poder e a sabedoria que vêm do verde são também derivados de um campo de energia específico, que ampara, abastece e fortalece o trabalho com o reino vegetal. Queremos dizer que existe uma manifestação sutil relacionada à energia verde, que é grande fonte de poder e consciência. O reino vegetal, em todo o seu contexto, é um campo de energia sutil forte, com a característica de oferecer a cura, o equilíbrio, a elevação espiritual e, especialmente, o despertar da consciência.

O grande segredo para ativar a potencialidade diferenciada na produção da magia com as plantas está na prática da ativação do campo de energia verde. Quando preparamos um simples chá com a intenção de cura e equilíbrio, ele não estará completamente potencializado se não trouxer consigo a vibração característica do campo de energia verde.

No momento em que você acender um incenso, aprenda a sintonizar-se com o Campo Verde, pois assim não será apenas uma varetinha queimando e exalando uma fumaça, mas um recurso poderoso para ancorar no ambiente a força energética dos vegetais utilizados neste incenso.

Quando ativar o Campo Verde na sua rotina, você perceberá uma incrível mudança positiva nos seus preparados vegetais e os consequentes resultados.

Vamos entender os passos para ativá-lo. A ativação do Campo Verde deve preferencialmente ser feita no ambiente onde você costuma preparar os seus compostos de plantas e chás. Não há problema em ativá-lo em mais de um lugar, entretanto, quando você faz repetidas vezes a ativação no mesmo local, o campo desse ambiente físico tende a ficar mais forte.

## COMO ATIVAR O SEU CAMPO VERDE

– No ambiente escolhido, procure se acomodar em um lugar no qual você encontre paz e tenha a certeza de que não será interrompido por 10 a 15 minutos.

– Harmonize os seus pensamentos e as suas emoções, faça uma oração de gratidão, eleve-se na direção das energias superiores, aos seres de luz e aos amparadores espirituais. Respire fundo.

– Declarando a sua gratidão ao reino vegetal, expresse-se com uma intenção amorosa às entidades espirituais, devas, anjos, arcanjos e amparadores espirituais envolvidos na energia das plantas.

– Peça humildemente amparo para ativar um Campo Verde na contraparte extrafísica do seu ambiente.

– Concentre-se em sentir, visualizar e imaginar que o seu coração e a sua testa pulsam suavemente, e que dentro deles dois focos luminosos nascem. Lentamente essas luzes aumentam e você percebe que elas possuem as cores Verde (coração) e Prata (testa).

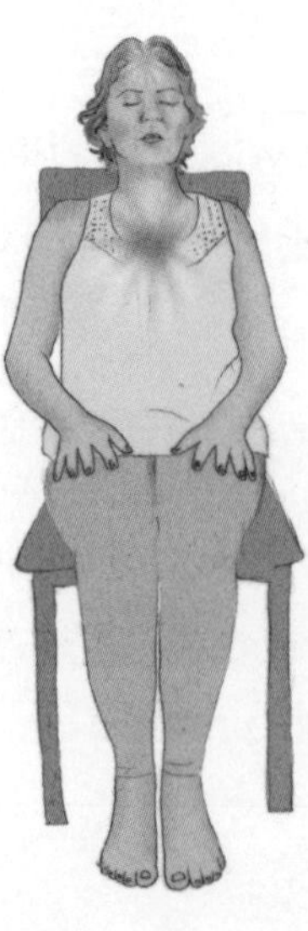

**– Sinta a Luz Verde em seu peito e a Luz Prata pulsando na testa.**

– Elas pulsam alternadamente. Quando a sua testa se expande, pulsa a cor prata; já quando o seu coração se expande, pulsa a cor verde.

– Agora comece a sentir, visualizar ou imaginar que essas luzes ficam mais fortes e expandidas.

– As luzes são tão intensas que agora extravasam os limites do seu corpo físico. Sinta que essas duas luzes continuam pulsando.

– Agora imagine que as luzes Verde e Prata se expandem pelo ambiente. Deixe que o Verde e o Prata iluminem apenas o espaço físico onde será ativado o Campo Verde. Mantenha sua mente com o foco no espaço físico determinado da ativação. Mantenha a concentração nessa pulsação do Verde e Prata por mais algum tempo.

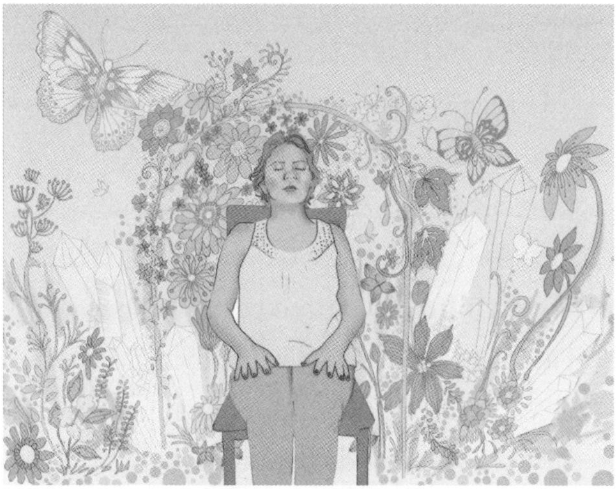

– No espaço determinado para a ativação, **comece a imaginar a formação de um jardim, bosque ou floresta. Imagine que está se formando a contraparte extrafísica desse ambiente, que é esse espaço de vida vegetal.**

– Escolha você mesmo(a) as flores, o tipo de solo, as ervas, as plantas, as pedras, a grama, os pássaros, as borboletas, os cristais e assim por diante.

– Conscientemente, crie na sua tela mental a imagem de um ambiente de mata, jardim, floresta ou bosque, de acordo com a sua intuição ou vontade.

– À medida que você vai manifestando esse jardim extrafísico, sinta ou imagine que a força da vida está latente em cada flor, erva ou elemento do seu ambiente. Perceba que tudo tem aura de luz e suavidade.

– Não se desligue da construção mental desse Campo Verde até que ele esteja plenamente desenhado em sua imaginação.

– Quando você perceber que ele está plenamente desenhado, então coloque uma intenção amorosa por meio de uma prece. Diga as seguintes palavras ou algo que tenha a mesma intenção:

Com alegria e gratidão, eu ativo este
Campo Verde de luz e amor.
Com alegria e gratidão, eu invoco a força
deste Campo Verde para servir ao próximo, ao bem maior
e à minha evolução para o amor.
Com amor e sabedoria eu me coloco à disposição
dos seres de luz e do reino vegetal para atuar
como canal da vontade divina.
Com amor e sabedoria eu compreendo
que sou uma parte do todo.
Com amor e sabedoria eu convoco
a força deste Campo Verde para amparar
os trabalhos de magia com as plantas.
Gratidão, gratidão, gratidão.

*(Agradeça várias vezes, até mergulhar no sentimento de gratidão que deve se impregnar em cada célula do seu ser)*

Gratidão, gratidão, gratidão.
Gratidão, gratidão, gratidão.
Gratidão, gratidão, gratidão.
Gratidão, gratidão, gratidão.

Nos dias posteriores à ativação, sintonize-se mentalmente com o Campo Verde e, como um jardineiro, siga plantando novas espécies, regando as antigas e zelando por sua harmonia, tudo isso de forma mental.

Faça a oração sugerida por três dias seguidos e continue zelando pelo jardim. Entenda que um jardim sem cuidados pode desaparecer e se dissolver rapidamente.

Depois de seguir esses passos, sempre que você for manipular qualquer tratamento, faça a oração do Campo Verde e ative a sua força. E quando você estiver preparando os tratamentos, sinta que recebe o abastecimento do Campo Verde.

Usando essa técnica, os seus trabalhos receberão um grande salto de qualidade e potencialidade. Além disso, o Campo Verde promove incríveis modificações positivas na qualidade do ambiente físico onde ele foi ativado.

A partir do momento em que você ativar o Campo Verde no local onde preferencialmente elabora os seus rituais ou escolhe os seus tratamentos, deverá utilizá-lo sempre a fim de experimentar resultados cada dia mais surpreendentes.

Acima de tudo, precisamos dar um alerta: o Campo Verde é realmente poderoso. Nunca negligencie essa técnica, porque ela faz verdadeiros milagres e torna a sua magia com as ervas realmente poderosa.

## RESUMO DA PREPARAÇÃO PARA MAGIA COM AS ERVAS

Você deve cuidar de **três pilares básicos** para aplicar a Magia com as Ervas:

**1. Preparação pessoal**

Use a Conexão e a Limpeza Energética VBD Pessoal.

**2. Preparação do ambiente**

Use a Ativação do Campo Verde e a Limpeza Energética VBD Ambiental.

**3. Preparação dos utensílios**

Use a Ativação do Verde e Prata e a Limpeza Energética VBD de Objetos.

## PARTE 2 – SUA LISTA DE COMPRAS

Agora chegou a hora de organizar a parte prática do que será necessário para você fazer Magia com as Ervas. Nossa intenção com esta lista de compras é facilitar a sua vida no sentido de quais ervas, ingredientes e acessórios você vai precisar para fazer todas as receitas e técnicas contidas no nosso manual.

**Ervas utilizadas nos tratamentos:**

- Açoita-Cavalo (*Luehea divaricata*)
- Alcachofra (*Cynara scolymus*)
- Alcaçuz (*Glycyrrhiza glabra*)
- Alecrim (*Rosmarinus officinalis*)
- Alfazema (*Lavandula angustifolia*)
- Arruda (*Ruta graveolens*)
- Boldo-do-Chile (*Vernonia condensata*)
- Calêndula (*Calendula officinalis*)
- Camomila (*Chamomilla recutita*)
- Cana-do-Brejo (*Costus spicatus*)
- Canela (*Cinnamomum zeylanicum*)
- Capim-Cidreira (*Cymbopogon citratus*)
- Carobinha (*Jacaranda caroba*)
- Cáscara-Sagrada (*Rhamnus purshiana*)
- Catinga-de-Mulata (*Tanacetum vulgare*)
- Cavalinha (*Equisetum hyemale*)
- Chá-de-Bugre (*Casearia Sylvestris*)
- Chapéu-de-Couro (*Echinodorus grandiflorus*)
- Chá-Verde (*Camellia sinensis*)
- Confrei (*Symphytum officinale*)

- Cordão-de-Frade (*Leonotis nepetaefolia*)
- Cravo-da-Índia (*Syzygium aromaticum*)
- Douradinha (*Policourea rigida*)
- Endro (*Anethum graveolens*)
- Erva-de-Bicho (*Polygonum hydropiperoides*)
- Erva-Doce (*Pimpinella anisum*)
- Guaco (*Mikania glomerata*)
- Ginseng (*Panax quinquefolium*)
- Hipérico (*Hypericum perforatum*)
- Hortelã (*Mentha crispa*)
- Hortelã-Levante (*Mentha sylvestris*)
- Ipê-Roxo (*Tabebuia avellanedae*)
- Jambolão (*Syzygium cumini*)
- Jasmim (*Jasminum officinale*)
- Laranjeira (*Citrus aurantium*)
- Louro (*Laurus nobilis*)
- Maçã (*Malus domestica*)
- Malva (*Malva sylvestris*)
- Manjericão (*Ocimum basilicum*)
- Maracujá (*Passiflora edulis*)
- Marmelo (*Cydonia oblonga*)
- Melissa (*Melissa officinalis*)
- Mil-em-Rama (*Achillea millefolium*)
- Morango (*Fragaria ananassa*)
- Orégano (*Origanum vulgare*)
- Pariparoba (*Pothomorphe umbellata*)
- Pêssego (*Prunus persica*)
- Pitangueira (*Eugenia uniflora*)
- Porangaba (*Cordia ecalyculata*)

- Quebra-Pedra (*Phyllanthus niruri*)
- Sálvia (*Salvia officinalis*)
- Sene (*Senna occidentalis*)
- Sete-Sangrias (*Cuphea carthagenensis*)
- Tília (*Tilia cordata*)
- Tomilho (*Thymus vulgaris*)

**Acessórios e demais ingredientes:**

- 1 tecido novo e liso com uma das cores do arco-íris (vermelho, laranja, amarelo, verde, azul, azul índigo, violeta). Se preferir, o tecido pode ser branco, dourado ou florido. Você vai usar um tamanho médio de 15 x 15 cm para confeccionar cada patuá.
- 1 pedaço de barbante ou fita
- 1 bandeja ou prato circular (Papelão, vidro, metal)
- 1 bandeja ou travessa de metal para secar as plantas
- 1 papel fino e seco, como o papel vegetal (15 x 5 cm)
- 1 fio de sisal ou outra fibra natural
- 1 colchão, colchonete ou acolchoado
- 1 tigela ou recipiente oval com a capacidade de 1 litro
- 1,5 litro de água mineral
- 1 panela
- 1 pequeno cristal de quartzo branco
- 1 prato branco
- 1 lápis
- 1 folha de papel na cor branca
- 1 pacote de sal grosso
- 1 xícara ou caneca
- 1 borrifador
- Fogão e forno a gás

·5·

# TÉCNICAS BÁSICAS DE MAGIA COM AS ERVAS

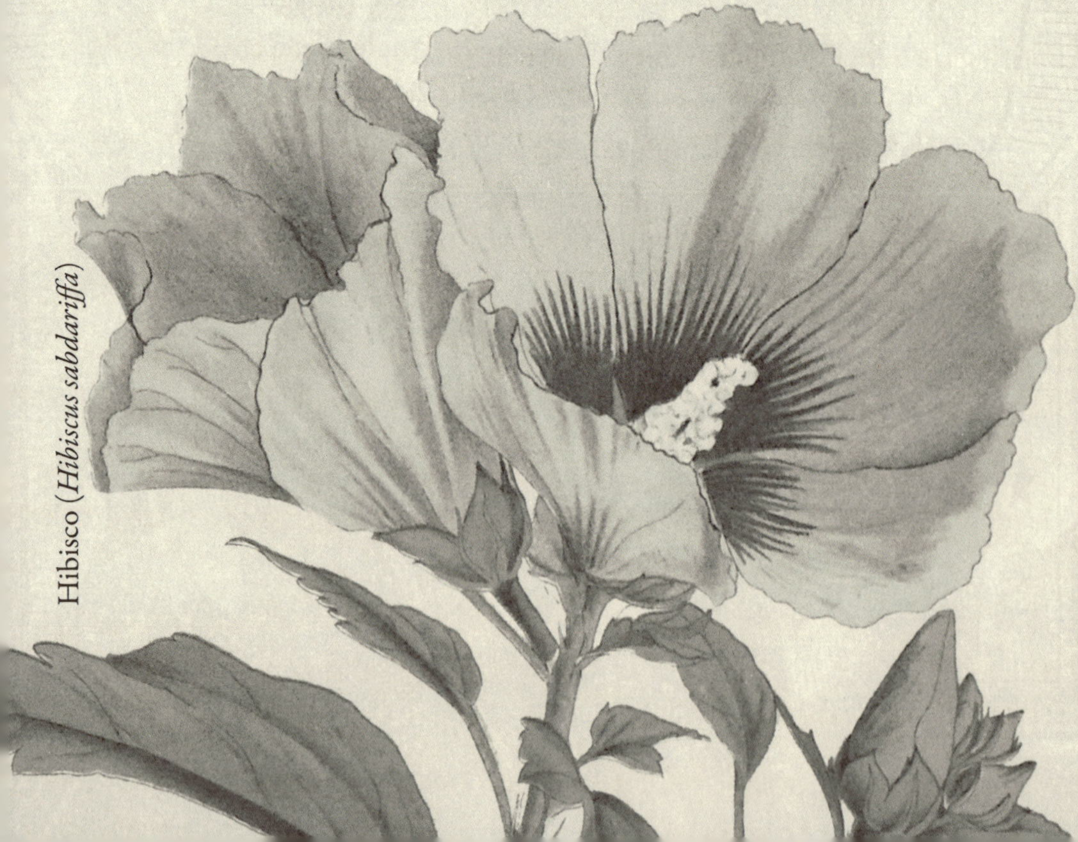

Hibisco (*Hibiscus sabdariffa*)

# A MAGIA DOS CHÁS

## Quando usar?

Use em qualquer caso que desejar e quando não existir nenhuma restrição à ingestão de líquido. Em alguns casos em que a pessoa está sendo submetida à quimioterapia, por exemplo, a ingestão de chás pode se tornar um tanto quanto incômoda. Em outros casos, quando a pessoa está em coma ou inconsciente, o uso de chás também não é o mais apropriado.

Se os tratamentos estiverem no âmbito das pessoas em estados normais de saúde, os chás são sempre recomendáveis, mas se por algum motivo entender que determinado caso pode dificultar o uso do chá ou simplesmente criar alguma objeção, lembre que você verá neste manual muitas outras formas de usar a Magia das Ervas.

## Mais sobre os chás

No Brasil, o chá faz parte da nossa cultura desde os primórdios. Na cultura indígena e na sabedoria popular dos simples, o chá sempre foi visto como um meio de cura e transformação da consciência. Com o passar dos anos e a correria da vida moderna, acabamos perdendo esse contato com a natureza e com a essência de cura pelas plantas.

A Fitoenergética, além de ser um sistema de cura natural, é uma tentativa bem-intencionada de reconectar o homem com a energia natural das plantas e da Mãe Natureza, e o hábito de se preparar para fazer um chá faz parte desse ritual de reconexão com nosso mundo natural.

Quando paramos para selecionar uma planta, aquecer uma água, escolher uma xícara e ainda aplicar a energia Verde e Prata para ativar o poder oculto da erva, existe um olhar para dentro de nós mesmos: um olhar de aceitação, de que está tudo bem, de que existe uma esperança e um caminho de cura e transformação para cada um de nós.

O ritual do chá é a própria magia em ação manifestando-se em cada um de nós, pois o chá faz parte de nossa ancestralidade, visto que nossos avós e ancestrais utilizavam muito o poder das plantas para tratar todos os tipos de enfermidades, de forma simples, acessível e sem efeitos colaterais.

Então, vamos preparar um bom chá repleto de Magia das Ervas?

**Recomendações para o preparo do chá:**

– Escolha no Anexo 1 a receita conforme a sua necessidade. Separe uma pitada de cada uma das ervas da receita escolhida.

Deixe-as em infusão na água quente, como um chá. Na Fitoenergética é assim mesmo: usamos pouca quantidade de planta, pois só precisamos de uma pequena amostra da energia dela. Na Fitoenergética não prevalece a regra do quanto mais melhor. No nosso caso, uma pitadinha basta. Só coloque uma quantidade maior de ervas se você gostar muito do sabor de uma determinada planta, pois o chá inclusive nem precisa ter gosto.

– A água deve ser aquecida no fogo, pois micro-ondas e aquecedores elétricos prejudicam a energia das plantas.

– Antes de beber o chá, faça a ativação do Verde e Prata sobre a xícara (vide capítulo 4 – preparação), e faça também uma oração ou uma intenção de gratidão para energizar as plantas. Se você conhece alguma técnica como reiki, radiestesia, mantras ou qualquer outra que lhe proporcione harmonia, utilize, pois as plantas costumam combinar bem com tudo.

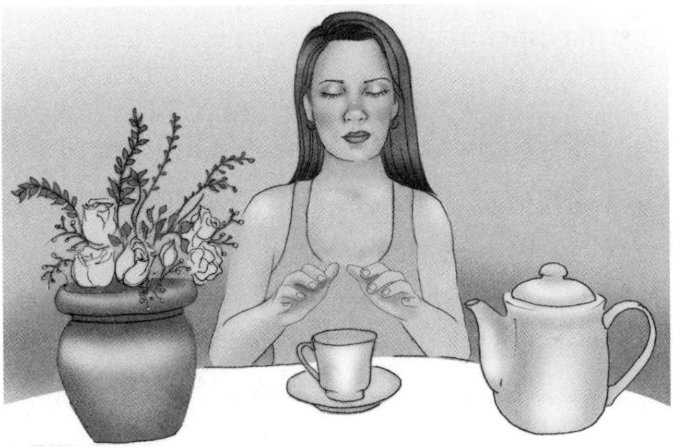

– O chá precisa ser preparado cada vez que for utilizado. Não deve ser guardado pronto na geladeira ou em uma garrafa para consumir depois. A energia da planta se mantém por, no máximo, 2 horas depois da ativação.

– Mantenha suas plantas longe de tomadas, quadros elétricos, celulares e eletrodomésticos. Guarde suas ervas a pelo menos 2 metros de distância. A energia elétrica prejudica a energia das plantas.

– Beba de ½ a 1 xícara desse chá 2 vezes ao dia (com intervalo mínimo de 4 horas entre as aplicações), durante 7 dias. Caso você queira continuar usando a mesma receita, faça-a por no máximo 3 ciclos de 7 dias.

– As ervas são desidratadas e você pode usar qualquer parte da planta: flor, casca, semente etc.

**Atenção!** Jamais substitua alguma planta das receitas por qualquer outra erva recomendada por farmacêuticos, fitoterapeutas ou qualquer pessoa que desconheça a técnica da Fitoenergética, que foi a base de conhecimento utilizada para as fórmulas usadas neste manual. A Fitoenergética possui uma abordagem totalmente diferente da Fitoterapia e da Farmácia tradicional, pois atua preferencialmente na alma, de forma vibracional. Portanto, ao substituir qualquer uma das plantas, é muito provável que o seu chá não funcione. Se você possui formação em Fitoenergética e tem acesso às informações dos grupos de vegetais niveladores, puros, condutores e físicos, poderá substituir a planta por uma do mesmo grupo e também da mesma polaridade. Só faça isso se você é um conhecedor da técnica de Fitoenergética e souber fazer os cálculos de polaridade e balanceamento das fórmulas e compostos.

## A MAGIA DOS SPRAYS

### Quando usar?

Os sprays fitoenergéticos podem ser utilizados nos ambientes e ao redor do nosso campo de energia com a mesma eficiência de qualquer outro tratamento fitoenergético.

Gostamos muito dessa forma de uso, porque ela tem a capacidade de interagir com a aura das pessoas, animais, ambientes e objetos de uma forma extremamente rápida e simples. Além disso, nos sprays você não enfrenta qualquer tipo de restrição e ainda tem muita facilidade de fazer e usar.

Siga a mesma sequência e recomendações da técnica do chá, preparando como se você fosse beber. Faça tudo exatamente igual ao chá. Só que, em vez de colocar na xícara, insira em um borrifador e borrife ao redor do seu campo de energia ou então saia caminhando pela sua casa sintonizado com o Verde e Prata e com a intenção focada de melhorar a energia do seu ambiente.

Para usar em uma pessoa, simplesmente borrife de 2 a 3 vezes a uns 50 centímetros acima da cabeça para que a névoa final criada se distribua pela aura dela.

Para tratar os animais, faça da mesma forma como se aplica em uma pessoa. A mesma maneira se aplica no uso em objetos.

Nos ambientes, ande pelos locais que quer energizar, borrifando aleatoriamente, como se quisesse aromatizar o ar. Você pode inclusive borrifar no local onde ficam seus cachorros, gatos e outros animaizinhos de estimação.

Simples e sem mistérios.

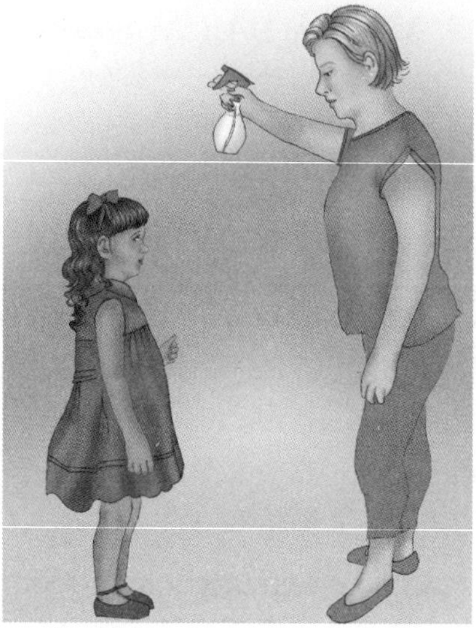

*Borrife até três vezes acima da cabeça da pessoa*

Você pode usar o chá, o spray e qualquer uma das técnicas que aprenderá aqui. A escolha é sempre sua de acordo com a sua maior facilidade e afinidade com a técnica.

Agora que você sabe o quanto é simples fazer um spray, mãos à obra. Acesse as receitas de chá e escolha qual delas quer usar. Aplique os três pilares da preparação e comece já.

### Importante

Lembre-se de que você deve usar a receita escolhida no Anexo 1 e aplicá-la por até três ciclos de sete dias com uso sempre duaz vezes por dia. Ao final dos três ciclos, você deve repensar as suas dificuldades e avanços para ver se há necessidade de mudanças na fórmula. Assim, terá uma cobertura mais ampla das causas do problema.

## A MAGIA DAS MANDALAS

### Quando usar?

Você pode e deve usar a sua intenção sempre, contudo, a mandala é um incrível influenciador de ambiente. Ela muda o local e, consequentemente, as pessoas e objetos nele.

### Mais sobre as mandalas

A palavra "mandala" tem origem no idioma sânscrito e transmite a ideia de círculo sagrado de energia. No nosso Universo observável, podemos perceber que a energia natural é circular e está presente em tudo o que é vivo: nas órbitas dos astros, nas correntes marítimas, nas estruturas atômicas e também nos nossos chacras.

Talvez você nunca tenha percebido, mas sua vida está imersa em um universo de mandalas de todos os tipos, tamanhos, formas e cores. Seus olhos, suas células, as flores que você observa, o nosso planeta e a nossa galáxia são mandalas e você também é.

São formações que se iniciam através de um núcleo e vão crescendo, desabrochando, se desdobrando e desenvolvendo energeticamente em espiral. Todas elas possuem energia e se manifestam a todo tempo ao nosso redor, basta que observemos. Um botão de flor que se abre nos revela uma linda mandala, e o sol, os planetas ou os olhos de um gato também.

Carl Gustav Jung foi um grande estudioso das mandalas e em suas pesquisas afirmava que, ao trabalharmos com elas, acontece uma exposição do nosso inconsciente na qual conseguimos contatar estruturas psíquicas que até então nos eram desconhecidas.

Tratam-se de círculos sagrados e ativadores de poder e, se você souber montar a estrutura certa, as mandalas podem ajudá-lo a evoluir e proporcionar cura em todos os níveis e dimensões do seu ser.

## As Mandalas Fitoenergéticas

Na Fitoenergética, as mandalas são indicadas para o tratamento dos ambientes. A energia de um local é o somatório de todos os pensamentos, sentimentos, emoções e energias dos seres que ali vivem. Se um lugar é envolvido de paz, amor, felicidade, harmonia e tranquilidade, as mandalas são indicadas para a manutenção desse estado.

Porém, em um ambiente envolvido de estresse, ansiedade, mágoa, raiva, preocupação, tensão emocional, medos, angústias, tristezas e todo o tipo de emoções negativas, as mandalas são urgentes e necessárias. Muitas vezes os animais de estimação é que acabam sofrendo com a energia contaminada dos espaços onde vivemos, lidando com todo o tipo de transtornos e doenças.

Quando utilizamos as mandalas fitoenergéticas em um ambiente, é notória a transformação dos estados psíquicos dos seres que vivem nesses locais. Vivenciamos um estado de saúde, felicidade e melhora no estado de espírito geral, inclusive nas plantas, jardins e animais de estimação. As mandalas são instrumentos poderosíssimos para tratar os ambientes onde vivemos.

Você já deve estar curioso para fazer o passo a passo dessa técnica que, além de linda e decorativa, tem transformado milhares de lares dos nossos alunos do curso on-line de Fitoenergética em todo o mundo através da energia das plantas. Pela primeira vez, esse conhecimento que usamos na Magia com as

Ervas é revelado abertamente ao público que não fez o Curso Avançado em Fitoenergética.

**Como preparar uma Mandala Fitoenergética e transformar a realidade do seu ambiente:**

**1.** Ela pode ser feita com ervas *in natura* ou desidratadas.

**2.** Você vai precisar de uma bandeja ou prato circular, que pode ser de qualquer material (papelão, vidro, metal), um disco, ou seja, uma base circular para a montagem da sua mandala. Cuide com a aparência dessa base, não deve ter uma estampa de monstros, caveiras, zumbis, ou qualquer desenho que lembre situações obscuras. Tudo tem energia, então prefira algo liso, transparente ou com estampas florais.

**3.** Coloque todas as plantas dispostas e comece a montar a mandala pelo núcleo. Isso é indispensável, pois tudo o que se inicia na natureza começa pelo núcleo. E, ao montar uma mandala, nós remontamos ao momento da criação do Universo.

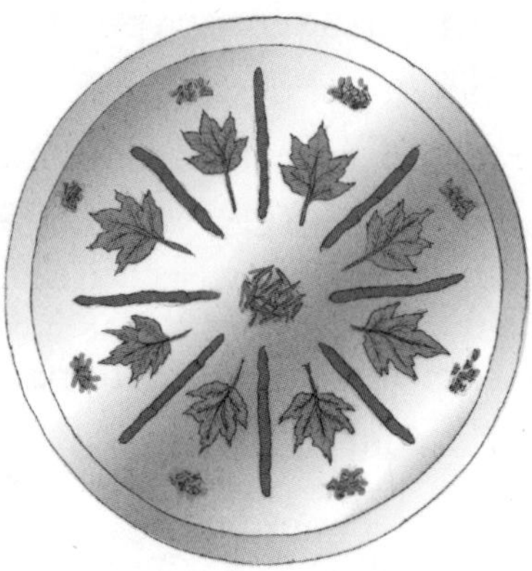

**4.** A mandala sempre apresenta proporções simétricas, portanto é bem importante que você comece pelo núcleo e vá montando um desenho com lógica. Por exemplo, comece pelo núcleo e depois posicione uma das plantas nas quatro direções: (norte, sul, leste e oeste) e continue sua montagem conforme a sua inspiração, até concluir o desenho da sua preferência.

**5.** Em seguida, faça a energização com Verde e Prata que você aprendeu na preparação, visualizando a sua intenção enquanto faz a prática. Por exemplo, se você montou uma mandala para proteção energética do lar, imagine anjos e seres de luz amparando seu ambiente; se você montou uma mandala para melhorar a comunicação no lar, imagine que todos se comunicam perfeitamente, que se entendem e se harmonizam.

**6.** Quando ela estiver montada, deixe no ambiente a ser tratado: pode ser quarto, sala ou local de trabalho. Só cuide para que ninguém mexa na mandala, pois ela vai formar um campo de energia que não deve ser deslocado. Se há mais pessoas na casa, avise-as para não tocar na mandala ou a coloque em um local onde não terão acesso, como em cima de um armário ou um sótão. Lembre-se que os pets ou as crianças são muito curiosos e podem mexer, interrompendo esse processo de cura energética.

**7.** A mandala mantém sua energia por sete dias e, ao final deste prazo, as plantas devem ser descartadas em lixo normal ou na própria natureza; e, então, você pode montar uma nova mandala com as mesmas plantas ou com ervas diferentes, como desejar.

**8.** A mandala trata os ambientes e as pessoas, ou seja, ela também funciona como um tratamento para todas as pessoas, animaizinhos e plantas que ali vivem.

**9.** Utilize apenas uma mandala de cada vez.

**Importante:** lembre-se de que você deve usar a sua receita escolhida no Anexo 1 e aplicá-la por até três ciclos de sete dias.

No caso da mandala, você a produz e deixa no local escolhido por sete dias. Então, você pode renová-la a cada semana. Ao final dos três ciclos, ou três semanas, você deve repensar as suas dificuldades e avanços para ver se há necessidade de mudanças na fórmula. Assim, terá uma cobertura mais ampla das causas do problema.

## A MAGIA DOS AMULETOS, TALISMÃS E PATUÁS

### Quando usar?

Os amuletos, talismãs e patuás são instrumentos sagrados de proteção e alteração do padrão energético. Use sempre que quiser porque eles são muito poderosos.

### Simples e poderosos

Como você já percebeu, um dos objetivos desta obra é resgatar a sabedoria sagrada dos povos antigos no que diz respeito à energia das plantas e dos segredos ocultos contidos nas ervas. Desde os tempos mais remotos, o homem utilizou instrumentos de poder, nos quais concentrava toda a sua energia, para que pudesse utilizá-los como fonte energética nos momentos em que necessitasse.

Na Índia antiga encontramos muitas dessas alegorias em figuras de santos e entidades dentre aqueles que representam um dos maiores panteões do mundo. Também temos representações nos patriarcas bíblicos como Moisés, que concentrava toda a sua força no seu cajado e com ele conseguiu abrir o Mar Vermelho para fazer a travessia do povo hebreu.

Nas tribos indígenas brasileiras, os índios concentram no seu arco e flechas toda a sua força mental e foco para que a caça seja bem-sucedida. Inclusive é uma tradição muito antiga a dança com instrumentos de caça, já visualizando a cena de uma boa caçada se realizando.

São tantos os exemplos de instrumentos sagrados de proteção e energia! O símbolo do cálice para o Cristianismo, da bola de cristal para a vidente sensitiva, dos cristais para os esotéricos, da Bíblia para os evangélicos, das guias e colares para os umbandistas, do escapulário para os devotos de Nossa Senhora, do anel dos rosacruzes ou mesmo as joias da família que vão passando de geração em geração!

Com certeza você já deve ter tido alguma história na sua vida com algum objeto querido que já lhe trouxe sorte, poder, energia ou conforto em um momento doloroso.

Através dos cristais, plantas, cores, animais, fogo, terra, água e ar, o homem sempre tentou estabelecer uma comunicação com o Grande Criador. Com o passar dos séculos e até os dias de hoje, mesmo com a ciência avançada e a tecnologia desenvolvida, ainda assim existem muitos mistérios que envolvem a magia, os amuletos e a nossa conexão com o plano espiritual. Em filmes, lendas e documentos históricos, vemos que, quando alguém se despede, costuma levar consigo algum objeto do ser amado, como se fosse um amuleto de proteção que vai dar energia e força nos momentos de dores e dificuldades.

## Qual a diferença entre amuleto e talismã?

Algumas correntes filosóficas defendem a ideia de que o amuleto é um objeto feito pela natureza, como uma pedra, um cristal, um pedaço de madeira; e que o talismã é um objeto manipulado pelo homem com energia ancorada para os mais diversos tipos de objetivos.

A maioria dos pesquisadores concorda que os amuletos da sorte geralmente são objetos consagrados, energizados ou benzidos com uma força mágica, capazes de trazer proteção a quem os utiliza. Normalmente, os amuletos são vinculados a alguma filosofia religiosa, como medalhinhas de santos e beatos. Então, podemos concluir que os amuletos são feitos para trazer proteção!

Já o talismã é qualquer objeto, que pode ser uma taça, uma espada ou uma medalha, energizado com magia a fim de trazer ao usuário a realização de suas metas e objetivos. É uma força extra de realização. Assim sendo, podemos perceber que os talismãs são feitos para dar energia à realização de metas!

Dentre os talismãs, podemos encontrar vários tipos como os patuás, escapulários e chaves, representados em vários segmentos religiosos. Como esta obra é um Manual de Magia com as Ervas, vamos dar foco aos patuás, que são pequenos sachês feitos com erva, tecido e barbante, excelentes para qualquer objetivo que se tenha em mente. Com o conhecimento da Fitoenergética, podemos montar sachês com tratamentos para qualquer tipo de objetivo como: cura de dores físicas, emocionais, mentais e espirituais, depressão e vazio na alma, prosperidade, harmonia dos relacionamentos, conquistas profissionais e muito mais por meio das receitas que você verá no Anexo 1.

## Como atrair sorte?

Como dizem vários gurus internacionais do desenvolvimento pessoal, "a sorte é o encontro do preparo com a oportunidade".

Quem deseja ter sorte deve estar preparado para ela. Aquilo que costumamos chamar de sorte é uma sintonia energética com a nossa Matriz Original. Na essência energética do ser humano, existem os sentimentos de amor, criatividade, harmonia, luz, altruísmo, gentileza, alegria, discernimento, espiritualidade. Essas são as virtudes que nos compõem.

Quando começamos a nos desviar desse caminho natural de luz e escolhemos sentimentos densos e negativos, como raiva, estresse, controle, preocupação, ansiedade, nervosismo, arrependimento, tristeza, culpa e tantos outros, nos afastamos do caminho de sorte e começamos a atrair cada vez mais esses sentimentos negativos. Atualmente, com a física quântica, já existe a comprovação científica de que somos aquilo que pensamos.

### Sorte e azar

Observe as pessoas que você considera sortudas: são sorridentes, alegres, simpáticas, gentis, solícitas e contentes. Normalmente essas pessoas são gratas, têm o costume de rezar, gostam de ajudar quem está ao seu redor e quase não percebem as dificuldades, pois possuem uma incrível força interior que prioriza as soluções. Os sortudos vibram pelas outras pessoas. Admiram o sucesso dos outros.

Agora, pense nas pessoas que você considera azaradas: vivem em um mar de reclamação, estão sempre descontentes, infelizes, só enxergam os problemas e raramente as soluções. São maledicentes e invejosas. Desperdiçam seu tempo falando e controlando a vida alheia.

A lei da atração diz que atraímos mais daquilo que temos dentro de nós. Portanto, como está o seu recheio? O que você tem dentro? Sentimentos bons ou ruins? Pensamentos bons ou ruins? Para atrair sorte, existe um caminho muito simples: pense e viva sentimentos bons e altruístas. Assim, a sua sorte virá. Quando estamos preparados, as oportunidades vêm. Para isso, liberte seu coração e sua alma das mágoas do passado. Perdoe. Visualize um futuro incrível, focando apenas nos seus sonhos, como se eles já estivessem realizados.

## Receitas de Patuás

A Fitoenergética estuda a energia das plantas e da natureza, além de suas aplicações no campo energético humano, com o objetivo de abastecer a energia que perdemos durante o dia a dia, devido ao estresse e às atribuições do mundo moderno. As plantas têm o poder oculto de repor a energia perdida em nossos chacras, desde que os tratamentos sejam equilibrados e montados adequadamente, de acordo com sua polaridade e caráter energético.

Aqui vamos mostrar como os patuás da sorte podem ser construídos. Eles vão lhe trazer equilíbrio energético, através da interação da energia das plantas com os centros energéticos do seu corpo. Com esse equilíbrio, seus pensamentos, sentimentos e emoções estarão equalizados e sintonizados em uma energia espiritual elevada. Consequentemente, você atrairá muita sorte. Para montar este amuleto é muito simples.

**Você vai precisar de:**

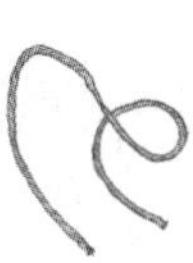

- 1 pedaço de barbante ou fita

• 1 pedaço de tecido novo (15 x 15 centímetros) e liso com uma das cores do arco íris (vermelho, laranja, amarelo, verde, azul, azul índigo, violeta). Se preferir, o tecido pode ser branco, dourado, rosa ou florido. Evite as cores preto, cinza e marrom e estampas com caveiras, monstros, zumbis, vampiros, etc. É importante que esse tecido nunca tenha sido usado. Pode ser TNT (tecido não tecido) encontrado em papelarias.

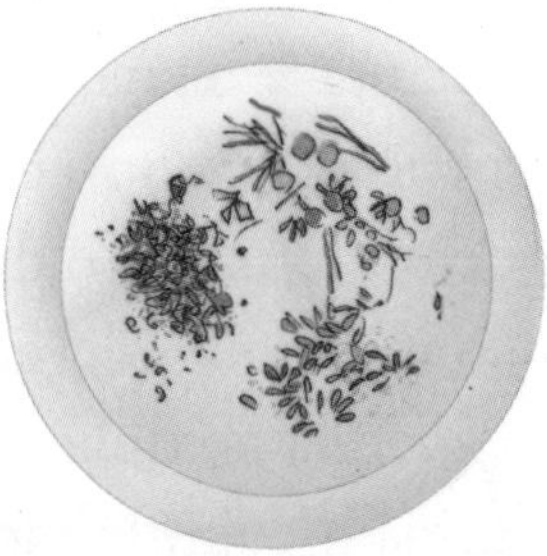

• Ervas desidratadas conforme as receitas e necessidades do Anexo 1.

**Modo de fazer:**

**1.** Pegue o tecido de 15 x 15 centímetros e coloque sobre a mesa com a estampa virada para fora — utilize a parte de dentro do tecido.

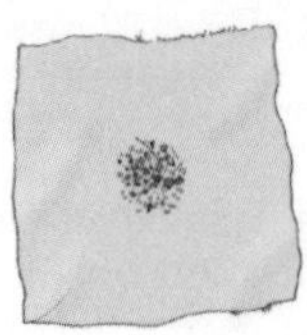

**2.** Coloque uma pitada (1/2 colherzinha de café) de cada uma das ervas citadas acima, misturando-as bem no centro do tecido.

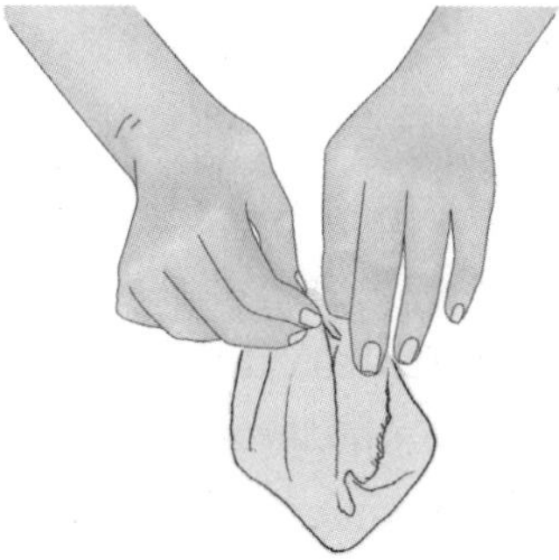

**3.** Una todas as pontas do tecido formando uma trouxinha.

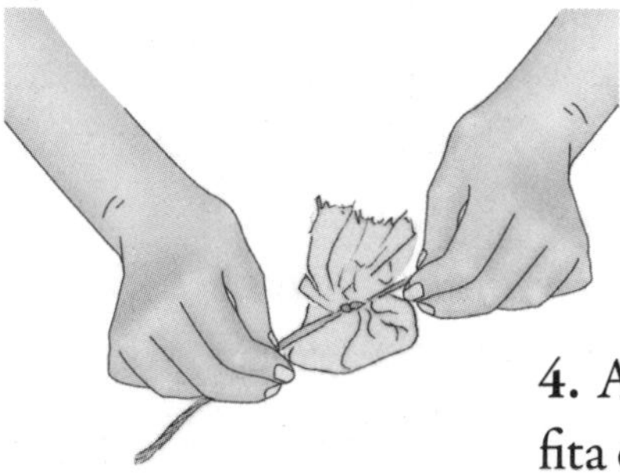

**4.** Amarre com o barbante ou fita que você escolheu.

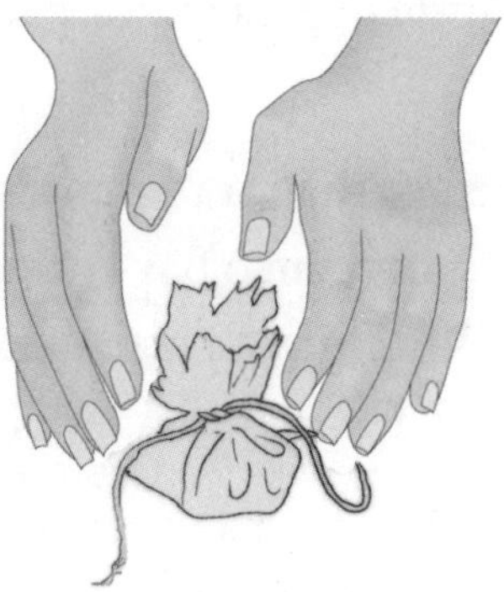

**5.** Consagre (agradeça e abençoe) o patuá imaginando que uma Luz Verde sai do seu coração na direção do patuá e uma Luz Prata sai da sua mente em direção ao patuá. Sinta, visualize ou imagine que essas duas luzes pulsam e, enquanto uma se expande, a outra se retrai em uma frequência de Verde e Prata, Verde e Prata, Verde e Prata.

**6.** Enquanto imagina o Verde e Prata, você pode utilizar cristais de quartzo branco, quartzo rosa ou ametista. É possível colocar também um som ambiente com mantras sagrados, encontrados facilmente na internet, ou outras músicas que elevem o seu estado energético. Procure utilizar tecidos de cores agradáveis, e assim você estará unindo os elementos sagrados da natureza em seu processo de cura: cristais, cores, sons e plantas para seu objetivo. Essa técnica do patuá Fitoenergético é muito poderosa.

**7.** Se você tem conhecimento de outras técnicas como Fitoenergética, Reiki, Radiestesia, Visualizações Criativas, Cura Quântica, Astrologia, Numerologia, Johrei, Cura Prânica, Passe Magnético, *Magnified Healing*, Karuna Reiki, Seichim, Mantras, Orações, fique à vontade para agregar, pois a energia das plantas combina muito bem com qualquer uma delas.

**8.** Assim você terá um patuá fitoenergético e, agora, utilize-o como seu amuleto por 24 horas no bolso, na bolsa, na mesa do trabalho, na sua casa, no quarto de dormir, dentro do travesseiro ou onde você preferir, desde que na maior parte do tempo o amuleto fique próximo a você.

**9.** Depois de 24 horas, jogue seu patuá fora (as plantas, o tecido e o barbante) e faça um novo, pois com o passar dos dias as plantas vão perdendo a energia. Você pode fazer vários no mesmo dia e ir trocando conforme os dias vão passando.

**10.** O tamanho do patuá não influencia a energia e nem o seu objetivo, portanto o tamanho citado é só uma sugestão. Você pode fazer maior ou menor, adaptando-o conforme a sua preferência.

**11.** Caso você deixe vários patuás prontos, evite deixá-los perto de fontes geradoras de energia elétrica ou perto de quadros elétricos pois a eletricidade prejudica a energia da planta.

### Importante

Lembre-se de que você pode escolher o objetivo que quiser na lista de fórmulas e receitas do Anexo 1.

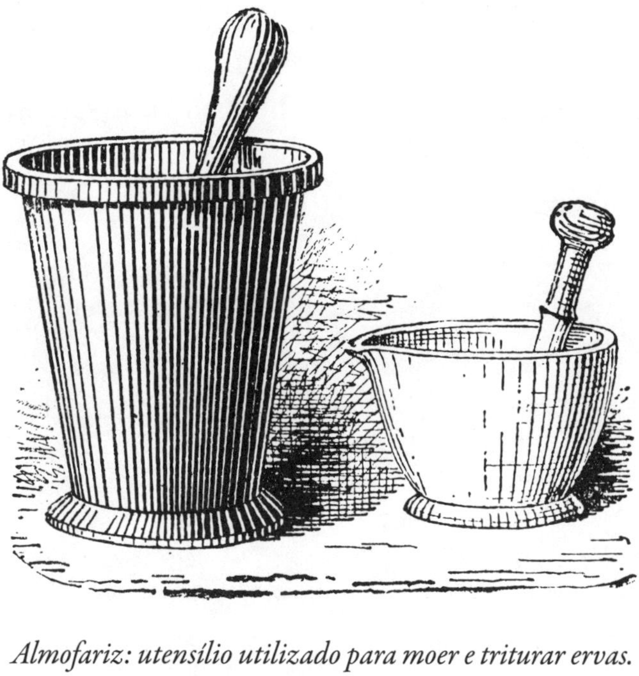

*Almofariz: utensílio utilizado para moer e triturar ervas.*

·6·

# TÉCNICAS ESPECIAIS DE MAGIA COM AS ERVAS

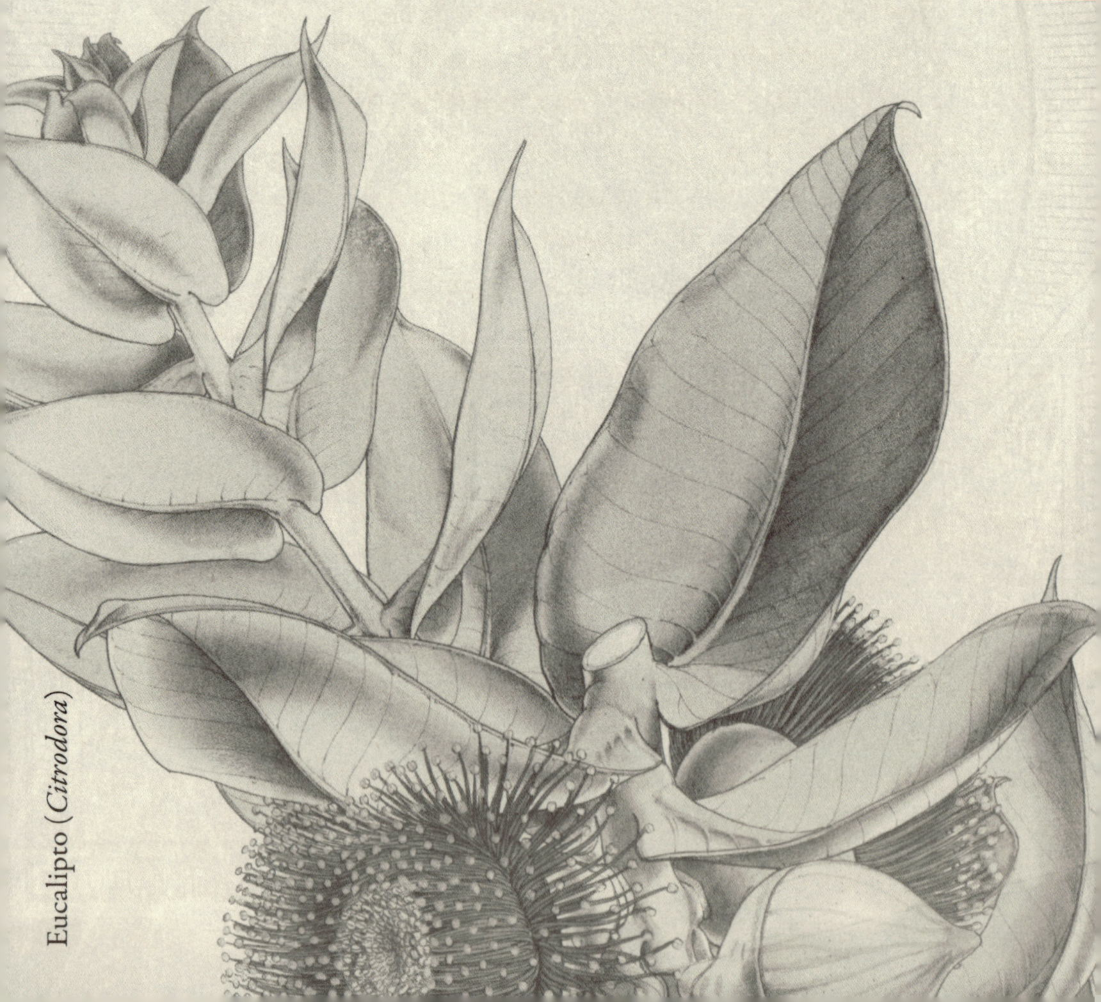

Eucalipto (*Citrodora*)

AGORA QUE VOCÊ AVANÇOU BASTANTE NO *MANUAL de Magia com as Ervas*, chegou a hora de ter acesso a técnicas que nunca antes foram reveladas fora do curso avançado em Fitoenergética que ministramos de forma on-line desde 2013. Nós pensamos por algum tempo se deveríamos ou não revelar estes segredos em um livro, se era a coisa certa a fazer e se os leitores saberiam aproveitar e respeitar estas técnicas. Depois de pensarmos muito, de analisarmos os prós e os contras, concluímos que era chegado o momento de revelar estes ensinamentos diferenciados. Desejamos de coração que você aproveite com toda força do seu ser as possibilidades destas técnicas especiais.

## BIOPLASMIA FITOENERGÉTICA

### QUANDO USAR?

Você pode aplicar a bioplasmia em dores locais (o objetivo mais usado) ou quando sentir perda de energia (é muito poderoso), através de chás, sachês, sprays e até na preparação dos seus alimentos. Assim, eles serão energizados e potencializados ainda mais. Aproveite também para energizar os ambientes da sua casa e os seus animais de estimação. Enfim, use a sua intuição e imaginação, pois isso também é magia!

A Fitoenergética utiliza a energia sutil das plantas para cura, harmonia e elevação da consciência. Chamada de Fitoenergia, essa energia sutil é transferida para um veículo, agente que conduz a energia, que intermedeia a passagem de um ponto ou estágio a outro. Os exemplos de elementos mais utilizados como veículo: a água, o óleo, o papel, entre outros. Normalmente é aquoso para que a Fitoenergética possa ser empregada nos mais diversos fins como energização e benzimento (este segundo você aprenderá em breve). A utilização desse veículo é fundamental para que se consiga a correta manipulação das energias e frequências específicas de cada tratamento.

Também podemos dizer que a energia sutil da planta é liberada na transferência de uma substância volátil, imperceptível, denominada bioplasma, porção sutil da planta que carrega consigo a energia denominada Fitoenergia.

Quando o bioplasma da planta é transferido para um veículo aquoso, grande parte de sua potencialidade é perdida por processo natural de dispersão no ambiente. Em outras palavras, não é 100% do bioplasma oferecido que será impregnado no veículo aquoso. Uma grande porção dessa força sutil, plenamente carregada de energia vital vegetal, não consegue se estabilizar no veículo aquoso, e assim desprende-se no ambiente, tal qual uma substância volátil.

O bioplasma vegetal é ricamente presente na aura da planta quando ela está em estado fresco ou recém-colhido. A frequência de vibração do vegetal não se perde com o tempo, entretanto, o potencial bioplasmático se reduz rapidamente após a colheita da espécie vegetal.

Esse acontecimento não prejudica as funções fitoenergéticas da planta, afinal, no processo de potencialização, podemos repor eventuais perdas. Porém, a energia latente oferecida em todo teor do bioplasma é algo que pode e deve ser aproveitado para muitos objetivos de curto prazo.

Você não conseguirá utilizar essa bioplasmia fitoenergética para tratamentos prolongados, entretanto, para utilizações específicas como um trabalho de cura, benzimento, prática de limpeza energética ou mesmo envio a distância, poderemos ter resultados impressionantes.

Além do mais, a capacidade que o bioplasma tem de sofrer influência direta da ideoplastia — forma que se materializa através do pensamento — o credencia com grande qualidade nas práticas de magia com as plantas.

No benzimento, o segredo dos efeitos tão surpreendentes se dá, em grande parte, pela ação do bioplasma fitoenergético associado à influência espiritual dos amparadores espirituais que oferecem seu apoio ao processo de cura.

**Esta técnica consiste basicamente em:**

**1.** Extrair da planta fresca o bioplasma latente.

**2.** Dinamizar o bioplasma verde no trabalho a ser feito.

**3.** Manipular e descarregar o bioplasma com a força mental definida (**foco mental + intenção + direção**) no objetivo do trabalho.

**Orientações importantes:**

Você poderá escolher qualquer tipo de espécie vegetal, entretanto, as que possuem características fitoenergéticas específicas adequadas ao objetivo do trabalho certamente oferecerão resultados mais precisos e qualificados.

Uma ou mais espécies poderão ser usadas, mas elas devem ser ainda vivas ou colhidas recentemente (máximo uma hora após a colheita). Veja bem, em quase todas as receitas deste manual nós falamos da possibilidade de se usar as ervas desidratadas, mas na bioplasmia você precisa garantir que a planta esteja ainda viva, plantada ou uma amostra dela com no máximo uma hora após a colheita.

Neste caso você poderá utilizar Alecrim, Alfazema, Camomila, Capim-Cidreira, Endro, Guaco, Cavalinha, Manjericão, Hortelã ou outras plantas que tiver em seu jardim. Nesse caso, utilize qualquer erva fresca ou recém-colhida que você quiser, as ervas citadas acima são apenas sugestões.

**Passos para extração do bioplasma:**

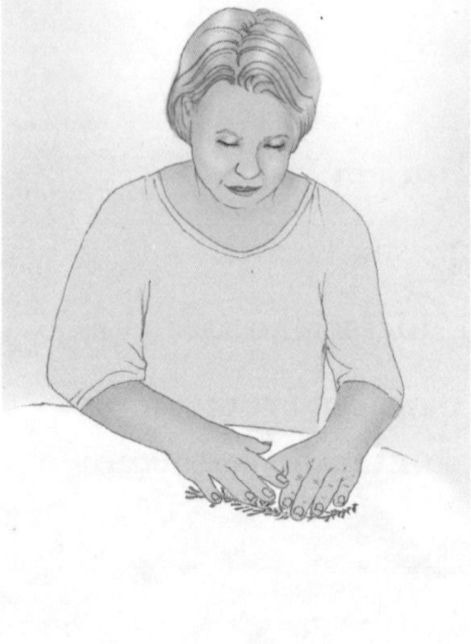

– Passe a mão suavemente muitas vezes pela planta, como se estivesse fazendo carinho. Com leveza e respeito, sinta que a força sutil dela está sendo transferida, magnetizada nas suas mãos.

– Continue passando as mãos pelas plantas com suavidade e respeito. Ative a força Verde e Prata no ponto ao qual você está trabalhando, seja no benzimento, seja no patuá, seja em qualquer outra aplicação.

– Mantenha-se o tempo todo em estado de oração, pois pensamentos não apropriados afetarão negativamente os seus resultados.

– Com suavidade, comece a transferir o bioplasma magnetizado em suas mãos para o objetivo que se destina. Na prática, isso quer dizer que você acaricia a planta por uns segundos e depois direciona a mão que tocou a planta no foco da sua aplicação.

– Se for tratar uma pessoa ou um animalzinho de estimação com bioplasmia, toque a mão magnetizada com o bioplasma no ponto específico que você deseja tratar e mantenha na posição por 30 segundos pelo menos. Ou seja, acaricie algumas vezes a planta e depois transfira para a pessoa ou animal por 30 segundos. Faça esse ciclo várias vezes.

– Você também poderá transferir o bioplasma magnetizado para uma área mais ampla. Dessa forma, faça um suave movimento de deslizamento sobre as partes tocadas. Essa prática oferecerá resultados mais genéricos, enquanto o toque pontual trará resultados precisos e direcionados.

– Para magnetizar uma foto, um papel, um incenso ou uma mandala também funciona da mesma maneira.

– Em qualquer uma das formas de aplicação, o momento da transferência de energia é o que requer maior atenção, pois no instante em que tocou o objetivo — uma pessoa, animalzinho de estimação, mandala, patuá ou similar — você precisará aplicar uma vontade forte, organizada e focada na realização do alvo da magia.

Portanto, se a sua intenção é de cura, quando você transferir o bioplasma, concentre-se unicamente na ideia de cura. Se o seu objetivo, por exemplo, é que alguém tenha uma transformação positiva, imagine a pessoa já transformada.

– Nesse momento, de forma alguma, pensamentos negativos devem povoar a mente do operador da técnica.

– O principal objetivo da bioplasmia fitoenergética é construir um campo de energia mais forte e estruturado que aumenta muito a velocidade e a intensidade dos efeitos da prática. A técnica é muito simples, muito eficaz e muito rápida.

## BENZIMENTO COM A ENERGIA DAS PLANTAS

No contexto popular, benzer significa tornar bento ou santo. Benzer uma pessoa é o ato de rezá-la, pedindo que dela se afastem todos os males ou o mal específico que esteja afligindo ela. Também é considerado benzer o ato de sagrar ou abençoar algo.

Normalmente, a pessoa que precisa de um benzimento está mergulhada em sentimentos e emoções densas, o que deixa seu campo de energia enfraquecido, sua imunidade baixa e suscetível a doenças e mal-estares. E é neste momento que entra a figura do benzedor, que é o canal espiritual que conduzirá o processo de benzimento.

Tradicionalmente, faz-se o sinal da cruz sobre a pessoa, animal ou objeto, recitando orações diversas com o objetivo de consagrá-la ao divino e pedir as bênçãos do céu. É uma prática muito antiga em muitas culturas, mas aqui no Brasil ganhou força no período da colonização junto aos imigrantes que chegaram.

Vale lembrar que os próprios índios aqui já estabelecidos praticavam seus rituais de cura dentro de um conjunto de orações no seu próprio dialeto. Sempre tivemos em nossa cultura contato com pessoas chamadas de benzedores ou benzedeiras, notadamente sábios, de idade mais avançada e aparentemente portadores de dons como a mediunidade.

Mesmo sendo uma prática simples, independente de crença ou religião, dia, lua, horário ou local para ser praticado, ainda assim, o ato de benzer requer que alguns cuidados sejam tomados. Antigamente, tínhamos o conceito de que apenas pessoas com dons especiais ou aquelas que recebiam os ensinamentos dentro de suas tradições familiares estavam habilitadas a praticar o benzimento.

No entanto, o ser humano avançou bastante em seu nível de consciência e percebeu que qualquer pessoa bem-intencionada, com bastante fé e foco mental, no momento em que se entrega à vontade divina para servir de canal de energias superiores, em serviço ao bem maior e ao amparo de seus irmãos, torna-se um benzedor em potencial.

Em outras palavras, no instante em que reúne todos os ingredientes certos, qualquer pessoa produz a mais pura e simples benzedura.

E o que é a benzedura senão um processo de magia aplicada ao próximo? E quais são os elementos básicos necessários para que a benzedura aconteça com êxito?

Os mesmos elementos da magia!

**Foco mental + Concentração + Intenção**

No caso do benzimento, acrescentamos que a intenção é alimentada por uma constante oração aos seres de luz e aos mestres espirituais que amparam os trabalhadores do benzimento, bem como as pessoas que serão benzidas.

### ORAÇÃO PARA O BENZIMENTO

Você traz à tona a luz que ilumina o mundo, porque
ela é a mesma luz que ilumina a sua vida.
Você acende a chama da consciência para
ver o que precisa ser visto.
Você escolhe o seu caminho.
Você escolhe a hora de retornar à casa do PAI.
Você faz as suas escolhas onde e quando quiser.
Você é um filho querido do PAI MAIOR
que agora escolheu voltar para ELE.
Que assim seja!
Assim foi feito!
Pois assim é a bênção no caminho
daquele que enxerga a verdade!

Essa é uma oração recebida do Mestre Ohaio, amparador espiritual de aparência indígena que ajuda no trabalho de construção da Fitoenergética desde o seu início. Contudo, você não precisa usar uma oração específica em si, pode deixar palavras de cura, bênção e profundo amor pelo ser benzido fluírem em sua mente.

O objetivo do benzimento é construir um campo de energia balsâmico e elevado que atue em todos os aspectos da alma humana provocando influências positivas que naturalmente melhorarão as condições do corpo físico. Todavia, o foco do benzimento sempre será os aspectos extrafísicos acumulados no corpo espiritual do indivíduo, responsável pela retenção de cargas psíquicas, emocionais e espirituais tóxicas, as quais, entre outras repercussões diversas, afetam profundamente o equilíbrio da bionergia humana.

A ação do benzimento promove o efeito descarrego em primeiro lugar, proporcionando a remoção dos lodos extrafísicos aglutinados no corpo etérico da pessoa. Com isso, os próprios fluxos naturais voltam a funcionar em sua normalidade, provocando imediato alívio e sensação de bem-estar.

Em um segundo passo, os aspectos da intenção e dos elementos magísticos utilizados no benzimento começam a atuar no indivíduo, promovendo nele a construção de um novo padrão energético, o qual se estrutura de acordo com as propriedades fitoenergéticas das plantas utilizadas.

O terceiro passo é a construção de uma aliança com o plano espiritual, através da atuação de guias e mentores espirituais, para que as novas energias oferecidas na aura do benzido sejam aglutinadas e fixadas em sua consciência para um efeito mais prolongado. Essa prática só é possível se os passos anteriores forem bem realizados, pois as entidades espirituais se aproximam do campo energético do benzimento, que é o produto das energias do benzido, do benzedor, dos elementos utilizados, somados à intenção do trabalho.

O processo total não requer mais do que dez minutos de duração, pode ser feito para qualquer pessoa que queira ou necessite, desde que esteja com pleno consentimento e desejo de receber o benzimento.

A técnica pode ser feita até três vezes por semana, nos casos mais difíceis ou agudos. Já para objetivos de manutenção do bem-estar, pode ser realizada a cada 15 dias.

Para fazer o benzimento, você vai precisar de:

- Alecrim (*Rosmarinus officinalis*)
- Cavalinha (*Equisetum hyemale*)
- Ipê-Roxo (*Tabebuia avellanedae*)
- Louro (*Laurus nobilis*)
- Orégano (*Origanum vulgare*)

**Etapas detalhadas do processo passo a passo:**

**1.** Tenha certeza de que a pessoa quer realmente receber o benzimento. Pergunte a ela sempre olhando fixamente em seus olhos:

a) Você quer este benzimento?

b) Você quer mesmo receber este benzimento?

c) Você quer mesmo receber este benzimento, mesmo que depois disto você enxergue a verdade da sua vida de uma nova forma?

d) Você quer mesmo este benzimento, mesmo que você perceba que deve fazer profundas mudanças em sua vida?

e) Qual é o seu maior problema atual, o que mais faz você sofrer?

f) Qual é o seu principal objetivo na vida, agora, neste instante? Qual a sua mais importante meta?

**2.** Depois de fazer as perguntas e de ter a certeza do consentimento da pessoa e de seu desejo em receber as bênçãos do processo, continue.

**3.** Desenhe com a sua mente, um pequeno círculo virtual de aproximadamente 1 metro de diâmetro e coloque a pessoa em pé em seu centro.

**4.** A 50 centímetros do pé, na sua frente, coloque um galho de Alecrim no chão.

**5.** A 50 centímetros do calcanhar, nas suas costas, coloque um outro galho de Alecrim no chão.

**6.** À direita e à esquerda dos pés da pessoa a ser benzida, você também deve colocar uma pequena porção de Ipê-Roxo.

**7.** Bem no topo da cabeça da pessoa, coloque uma folha de Louro.

**8.** Abaixo do pé direito e esquerdo da pessoa, que devem estar descalços, coloque uma pequena porção de Orégano.

**9.** Em cada uma das mãos, coloque um pequeno pedaço de Cavalinha. A pessoa deve segurar a erva com as mãos fechadas.

**10.** O benzido fica em pé, mas com os olhos fechados. Você se posiciona na frente dele, com respeito e gratidão, começa uma oração de permissão para acessar a consciência e a energia dele.

**11.** Peça também permissão aos seus protetores, mentores espirituais e amparadores. Afirme mentalmente que é apenas um canal da vontade divina e da vontade da pessoa que quer o benzimento.

**12.** Peça ajuda aos seres de luz do benzimento, pois existe uma equipe espiritual especializada nesta prática.

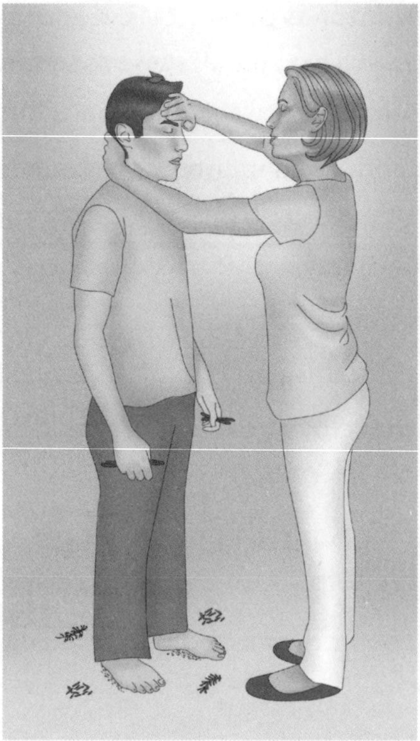

**13.** Coloque a sua mão direita espalmada encostando na testa da pessoa, com suavidade e ternura. Simultaneamente, coloque a mão esquerda também espalmada na base da nuca.

**14.** Concentre-se no amor maior de Deus e ative um ponto de luz Prata na cabeça da pessoa, juntamente com um foco de luz Verde em seu peito.

**15.** Mantenha as mãos nesta posição, até perceber que as luzes Verde e Prata pulsam naturalmente na pessoa.

**16.** Após esta parte, comece a sua oração concentrada e focada no desejo maior de ajudar a pessoa. Elimine qualquer forma de julgamento, você não está ali para julgar, apenas para servir de canal da vontade divina, que está atuando em comunhão com a vontade da pessoa em melhorar.

**17.** Ande com suavidade ao redor da pessoa, sendo uma volta no sentido horário e outra volta no sentido anti-horário, sempre mantendo a prece e as intenções positivas com muito fervor.

**18.** Pare atrás da pessoa, imponha as duas mãos na direção das costas, sem encostar, a uma distância de aproximadamente 50 centímetros.

**19.** Neste momento, carregue um sentimento profundo de gratidão por participar desta bênção. Com humildade e devoção, solicite a ajuda dos amigos espirituais que trabalharam no benzimento.

**20.** Peça, do seu jeito, que as energias abençoadas produzidas no benzimento se cristalizem na consciência da pessoa. Sinta o processo fluir, entre na frequência do momento e, quando sentir que o processo se fez, peça suavemente para a pessoa abrir as mãos e deixar as plantas da mão direita e da mão esquerda caírem no chão.

**21.** Retire a planta do 7º chacra da pessoa, deixando ela cair igualmente no chão.

**22.** Abrace com gratidão e carinho a pessoa e pergunte como ela se sente. Quando tiver certeza de que ela está desperta e sentindo-se bem, despeça-se dela, agendando o próximo encontro de acordo com as suas percepções.

# A MAGIA DOS INCENSOS DE ERVAS

## Quando usar?

Entre todas as formas de usar a Magia das Ervas baseada na Fitoenergética, os incensos são os únicos a serem utilizados apenas em rituais. Isso quer dizer que é possível utilizá-los para meditar, fazer pedidos (por exemplo, para conseguir atingir uma meta) de projetos pessoais ou de pessoas que pediram nossa ajuda (por um parente ou amigo), elevação dos pensamentos, meditação em grupo, etc. Portanto, o incenso não é utilizado em um tratamento fitoenergético completo de sete dias, por exemplo. Se você quiser um tratamento completo procure uma outra forma de uso, entre várias que estão sendo reveladas neste manual.

Os incensos também são usados para realizar limpeza energética do seu corpo, de ambientes, do seu lar, do seu espaço pessoal. Quando você quiser garantir que o ambiente está protegido e limpo energeticamente, basta fazer uma limpeza com incenso, passeando com ele por todos os cantos dos ambientes.

O poder do incenso é milenar e transcendental, porque reúne múltiplos elementos que são muito eficientes na harmonização de um ambiente. Quando ele é queimado, múltiplos elementos da natureza entram em ação e atuam no ambiente, pessoa ou objeto que se deseja tratar. Veja os principais elementos benéficos oferecidos na queima do incenso:

## Elemento fogo

Quando o incenso queima, a força do elemento fogo atua no ambiente contribuindo para a transmutação das energias desequilibradas do local. O elemento fogo tem o poder de limpar as saturações atmosféricas condensadas em níveis materiais. Sempre que os fluidos densos psíquicos já estão muito condensados, os grupos de elementais do fogo agem purificando as forças e devolvendo o reequilíbrio.

## Elementos ar e éter

Na queima do incenso, a fumaça liberada no ar tem a propriedade de transitar entre a dimensão física (fumaça) e a dimensão extrafísica (éter, quinto elemento, que é o veículo pelo qual o ar transita). Essa capacidade permite que as propriedades do fogo, das resinas, dos óleos essenciais e das ervas do incenso atuem simultaneamente nas duas dimensões citadas, portanto, trata-se de um agente de conexão, transição ou comunicação.

## Ervas, resinas e óleos naturais

As propriedades específicas desses elementos, usados individualmente ou combinados, oferecem as forças de suas essências energéticas altamente benéficas. Além disso, quando queimadas, emanam ao ambiente a energia potencial retida em suas estruturas durante todo o processo de surgimento na natureza, desde os primeiros segundos de vida no Planeta Terra, quando surgiram como sementes ou semelhantes, até o momento de uso.

## Incensos genéricos, como utilizá-los?

– Escolha o ambiente onde deseja acender um incenso, que deve ser de boa qualidade. Quando você quiser comprar incensos tradicionais indianos, evite os que foram produzidos com mão de obra escrava. Saiba mais sobre a marca e certifique-se da procedência.

– Providencie um incensário que dê segurança ao ritual, para não permitir que partes ainda incandescentes do incenso gerem um dano indesejável.

– Segure o incenso entre as suas duas mãos (ainda apagado). Coloque as mãos em prece na frente da testa com o incenso entre elas. Eleve seu pensamento ao alto colocando uma intenção positiva para a queima do incenso e respire fundo várias vezes. A intenção é a chave de tudo, faça com bastante concentração.

– Acenda o incenso e agradeça as bênçãos recebidas.

– Você poderá deixar o incenso fixo em algum lugar da casa, mas poderá também mover-se no interior do ambiente, levando-o consigo para que libere sua fumaça e suas propriedades balsâmicas.

– Para aplicar as energias em uma pessoa, transite com o incenso aceso e deixe que, suavemente, a fumaça obtida toque todo o corpo dela. De preferência, solicite que a pessoa a ser incensada fique de pé com os braços bem abertos no formato de cruz. Ande ao redor dela com cuidado, segurando o incenso a uma distância de meio metro dela, liberando a fumaça e mantendo uma forte intenção positiva.

– Essas práticas promovem purificações muito intensas tanto em lares, ambientes e objetos quanto em pessoas, principalmente de energias mentais e emocionais desarmônicas.

– Existem muitos incensos de qualidade no Brasil, poderíamos citar os nomes e marcas, mas preferimos dizer aquilo que acreditamos muito: escolha com a sua intuição e use com a sua intenção, esse é e sempre foi o segredo do bom uso.

– Mesmo havendo muitos tipos de incensos comerciais no mercado, nada na nossa opinião é tão poderoso e intenso quanto o incenso feito de ervas como nós vamos explicar a seguir.

## Os incensos de ervas feitos por você

Os incensos de ervas com base na Fitoenergética trabalham como agentes de limpeza energética e espiritual, trazendo bem-estar, leveza, tranquilidade e conforto.

Para montar seu incenso fitoenergético de ervas, você vai precisar das seguintes plantas:

### Receita 1 – Limpeza Energética e Espiritual

- Alecrim (*Rosmarinus officinalis*)
- Alfazema (*Lavandula angustifolia*)
- Sálvia (*Salvia officinalis*)

### Receita 2 – Harmonia no Lar, Equilíbrio Emocional e Realização de Metas

- Manjericão (*Ocimum basilicum*)
- Tomilho (*Thymus vulgaris*)
- Sálvia (*Salvia officinalis*)
- Arruda (*Ruta graveolens*)

**Preparação das ervas:**

–Você vai precisar de 1 a 2 pequenos galhos de cada uma das plantas acima previamente desidratados (veja a seguir como desidratar as ervas para incenso) e cortados com cerca de 15 centímetros. Esse tamanho pode variar um pouco mais ou um pouco menos de acordo com a sua vontade, essa é apenas uma sugestão nossa.

– Colha ou adquira a planta em estado de gratidão, consagrando-a.

– Ative a planta energeticamente com Verde e Prata e sempre se lembre dos três pilares da preparação.

– Desidrate as plantas com muita cautela, submetendo a um ambiente arejado, ventilado, com temperatura que jamais seja superior a 50 graus Celsius (Você verá a seguir o passo a passo da desidratação).

– Desidrate a planta até que fique isenta de umidade.

– Após desidratar, deixe-a descansando em temperatura ambiente por 2 horas aproximadamente.

– Depois desse descanso, as ervas estarão prontas para serem usadas nos incensos.

**Cuidados:**

–Ervas úmidas não produzem brasa, por isso garanta que a desidratação será adequada.

– Desidratar no sol ou em ambiente muito aquecido e sem ventilação proporcionará perda da cor e aroma característicos da planta.

– Não tenha pressa e faça tudo em estado de oração, em ambiente calmo e meditativo.

**Preparação do canudo:**

– Seu incenso será enrolado dentro de um canudo simples de papel vegetal ou outro similar. Além de proporcionar mais condições de usá-lo, também tem uma importante função para ativar a energia da intenção dele.

– Escolha um papel fino e seco, como o papel vegetal, por exemplo.

– Jamais utilize papel rascunho, é importante que não existam rabiscos ou escritas.

– Corte no tamanho aproximado de 15 x 5 centímetros.

– Em um dos lados do papel, escreva uma frase que tenha relação com os objetivos que você deseja. Não negligencie essa técnica, pois é uma das maiores potencializadoras do efeito do seu incenso de ervas.

Exemplos do que escrever no papel do canudo do incenso:

- *Luz e paz neste lar*
- *Amor e sabedoria para minha família*
- *Cura e saúde para* ________________
- *Equilíbrio e amor para os negócios*
- *Conexão com Deus*
- *Meditação*

– Use sua criatividade, mas escreva apenas frases de intenção positiva.

– Escreva apenas uma mensagem para cada incenso, com muita calma e em estado de prece.

### Como enrolar o incenso?

– A parte escrita do papel não deve aparecer no incenso já enrolado, portanto é a face que deverá estar em contato direto com as ervas, ou seja, a parte de dentro do canudo.

– Posicione as ervas no interior do papel já cortado e com as escritas necessárias antes de enrolá-lo.

– Se preferir, para melhor acomodação e moldagem das ervas no canudo, amarre antes em apenas dois pontos. Para isso use fio de sisal ou qualquer outra fibra natural.

– Enrole o incenso, considerando a parte maior do comprimento do canudo. Não coloque ervas em excesso nem aperte demais as plantas para que elas não sejam indesejadamente trituradas. O diâmetro do incenso deve ficar entre 1 e 2 centímetros.

– Amarre por fora o canudo de papel em dois pontos com fio de sisal ou fibra natural, de forma que não fique muito frouxo, tampouco muito apertado.

– Guarde o incenso em lugar seco para não adquirir umidade e use sempre que quiser, para os objetivos que desejar ou apenas para conexão com Deus e bem-estar.

### Como usar o incenso?

– Descasque uma pequena ponta do papel, de aproximadamente 2 centímetros, deixando as plantas à mostra. Acenda a erva e deixe a brasa se formar.

– Use um prato como apoio para mantê-lo por baixo do canudo. Os incensos de ervas costumam liberar pequenas fagulhas incandescentes e fuligem das ervas. O prato será muito útil para evitar sujeiras desnecessárias e até mesmo pequenos acidentes. Não negligencie esse cuidado.

– Sempre, em todos os casos, reative os passos de preparação, em especial a ativação do Campo Verde e do Verde e Prata.

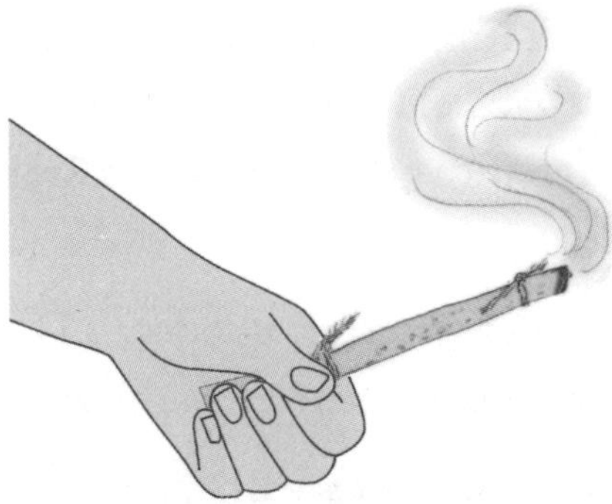

**Incenso para ambientes**

– Prepare-se mentalmente, eleve a sua sintonia. Use os três pilares da preparação.

– Circule pelos ambientes que quer incensar, segurando o incenso no prato de apoio. Caminhe pelos locais desejados, mantendo a mente elevada e permitindo que a fumaça flua.

– Passe atrás de portas, em cantos com pouco movimento, ao redor de móveis e objetos. Siga a sua intenção, mas faça tudo com muita leveza e tranquilidade.

– Prefira fazer essa prática sem que pessoas estejam nos ambientes, mas se caso estiverem, elas precisam se manter em silêncio e de preferência em relaxamento com os olhos fechados.

– É também recomendado, se for do seu gosto, que você ouça uma boa e elevada música enquanto realiza a sua energização com incenso de ervas.

– Mantenha o foco mental, não deixe a sua mente se dispersar pensando coisas impróprias ou vagando em preocupações externas, lembre-se dos pilares da magia.

– Você pode energizar os ambientes que deseja até três vezes por semana.

– Não aplique a limpeza energética com incenso em ambientes de uso coletivos em que você não é o responsável. Somente aplique essa técnica onde você realmente tiver autonomia e responsabilidade.

– Quando a prática encerrar, agradeça a Deus e às forças da natureza. Apague o incenso e encerre o processo.

– Faça a limpeza energética VBD pessoal.

### Incenso para Pessoas

– Eleve a sua sintonia, prepare-se mentalmente. Para isso, use os três pilares da preparação. Nesse caso, em sua conexão, peça mentalmente para ser um canal de Deus e da natureza. Peça mentalmente permissão para ajudar a pessoa ou pessoas que vai incensar.

– Acenda o incenso, pegue o prato de segurança e aproxime-se da pessoa.

– Peça para a pessoa abrir os braços em formato de cruz para que a força da fumaça possa interagir melhor com a aura dela, além de manter-se em silêncio e de preferência com os olhos fechados.

– Comece a passar a fumaça pelos pés. Depois vá subindo até a cabeça, passando por todas as partes a uma distância segura. Faça primeiro na frente e depois nas costas, começando sempre de baixo para cima. Lembre-se, você não deve encostar o incenso na pessoa. Mantenha uma distância de aproximadamente 30 centímetros dela.

– Você pode aplicar essa técnica 3 vezes por semana na mesma pessoa.

– Quando a prática encerrar, agradeça a Deus e às forças da natureza. Apague o incenso e encerre o processo.

– Faça a limpeza energética VBD pessoal.

### Incenso para animais

Os animais de estimação são muito sensíveis às energias sutis, isso faz com que sejam verdadeiras esponjas dos ambientes e das pessoas. O uso do incenso para energizar o animal e seus arredores será de grande ajuda para manter o astral do seu pet em harmonia constante.

– Como nos demais processos, prepare-se mentalmente, eleve a sua sintonia. Lembre-se de usar os três pilares da preparação. Peça mentalmente para ser um canal de Deus e da natureza. Peça mentalmente permissão para ajudar seu animal de estimação.

– Acenda o incenso, pegue o prato de segurança e aproxime-se dele.

– Como muitas vezes os animais não param quietos, você deve abanar com a mão para que a fumaça se aproxime do seu pet.

– Comece passando a fumaça a uma distância de aproximadamente 30 a 50 centímetros do animal, da forma que for possível. Lembre-se, você não deve encostar o incenso no animal. Ele pode se mexer em algum momento e se ferir. Por isso, redobre o cuidado. Mantenha uma distância segura.

– Se o animal tem uma casinha, um local de ficar, incense também.

– Você pode aplicar essa técnica 3 vezes por semana.

– Quando a prática encerrar, agradeça a Deus e as forças da natureza. Apague o incenso e encerre o processo.

– Faça a limpeza energética VBD pessoal.

### Incenso para conquistar metas

– Eleve a sua sintonia, concentre-se e faça seus passos de preparação com os três pilares.

– Fique em um local confortável. Você pode ficar em pé ou sentado, como for melhor para você.

– Acenda seu incenso sempre com o prato de segurança para apoiar seu canudo.

– Permita que a fumaça seja exalada e então mentalize a sua meta já realizada, como se fosse um filme do seu futuro perfeito.

– Nesse momento segure o incenso na altura do seu peito e permita que a fumaça suba passando em frente à sua testa. Segure o incenso a uma distância de 30 a 50 centímetros da sua pele, mas mantenha-o na direção do seu coração.

– Queime o incenso por 3 a 5 minutos e mantenha o foco em imaginar o filme da sua vida futura com sua meta realizada.

– Se por um acaso seu incenso apagar, simplesmente acenda-o de novo.

– Quando a prática encerrar, agradeça a Deus e às forças da natureza. Apague o incenso e encerre o processo.

– Faça a limpeza energética VBD pessoal.

– Você pode aplicar essa técnica 1 vez por dia até atingir sua meta.

## Incenso para ajudar pessoas a distância

– Prepare-se mentalmente, eleve a sua sintonia. Use os três pilares da preparação. Nesse caso, em sua conexão, peça mentalmente para ser um canal de Deus e da natureza. Peça mentalmente permissão para ajudar a pessoa ou pessoas que vai incensar.

– Fique em um lugar confortável. Pode ser em pé ou sentado, como for melhor para você, mas procure algum local em que não seja interrompido.

– Acenda o incenso e deixe-o momentaneamente apoiado no prato de segurança.

– Fale 3 vezes o nome da pessoa que você deseja enviar a energia do incenso. Você pode dizer mentalmente ou em voz audível.

– Em seguida, pegue o incenso aceso e segure-o na altura do peito. Permita que a fumaça suba passando em frente à sua testa. Segure o incenso a uma distância de 30 a 50 centímetros da sua pele, mas mantenha-o na direção do seu coração.

– Queime o incenso por 3 a 5 minutos e mantenha o foco em imaginar a pessoa que quer tratar recebendo a fumaça do incenso.

– Fique assim por 3 a 5 minutos, mantenha o foco durante esse tempo.

– Se por acaso o seu incenso apagar, simplesmente acenda-o de novo.

– Quando a prática encerrar, agradeça a Deus e às forças da natureza. Apague o incenso e encerre o processo.

– Faça a limpeza energética VBD pessoal.

– Você pode aplicar essa técnica 3 vezes por semana.

### Como desidratar corretamente as ervas para os incensos?

A forma de desidratar que vamos ensinar é uma das mais simples que existem, adaptada para que qualquer pessoa consiga fazer em casa. Como vamos utilizar utensílios domésticos, é bem importante que, no dia escolhido para desidratar as ervas, só você esteja na cozinha, e mais ninguém esteja fazendo outras coisas.

Você sabe que em todos os trabalhos que envolvem a energia das plantas, precisamos dar preferência para a sintonia mental, emocional e espiritual daquele momento. Então, sempre lembre dos três passos de preparação para Magia com as Ervas.

Muitas pessoas moram em cidades e estados de clima arejado, lugares muito frescos. Se esse for o seu caso, basta que você coloque uma quantidade de ervas sobre uma mesa, em um lugar isolado, que elas desidratam de forma rápida, de uma hora para outra.

Já para quem mora em lugares úmidos, onde chove muito, que é o nosso caso aqui no Rio Grande do Sul, precisará de técnicas para desidratar as plantas de forma mais rápida e eficiente.

O processo deve ser feito com um controle de temperatura adequado porque, senão, no momento em que você está desidratando a erva, levará embora todo o óleo essencial dela. E esse óleo essencial precisa ser mantido para preservar sabor, aroma, cor e todas as características organolépticas da planta.

Então, nós vamos explicar a técnica que usamos. É muito simples, mas leva em consideração alguns cuidados, conforme os passos a seguir:

**Cozinha**

Limpe a sua cozinha e prepare-a somente para isto: desidratar as suas ervas. Poucas pessoas têm em casa um forno exclusivo para este fim. Use seu forno a gás. Jamais utilize micro-ondas ou forno elétrico.

**Colheita**

Depois que a cozinha estiver organizada, o próximo passo é colher as ervas. Existem muitas explicações na cultura popular e nas religiões afro sobre a hora da colheita e da aplicação da erva.

Realmente podemos observar que na época de frio a energia está mais preservada na raiz. Já na primavera a energia está mais direcionada para a flor e para a última parte da planta, a copa da árvore. Porém, neste caso, não precisamos considerar isso.

O fato é que, no momento em que você for colher, é necessário demonstrar a sua gratidão. Nós gostamos sempre de fazer uma preparação energética, uma sintonização muito rápida, e você pode utilizar neste processo a técnica do Campo Verde. Principalmente quando você for colher a planta, demonstre respeito e não sinta pena ou dó. Faça com gratidão e alegria a colheita da erva.

O que nós não podemos fazer na hora é colher com desleixo, com descaso, só isso. E tanto faz se você colher pela manhã, à tarde ou durante a noite. Há diferença? Existe, com certeza. Mas uma vez que você faz com respeito e ativa a energia da planta com Verde e Prata, sempre encontrará os resultados que deseja. Existe, sim, uma visão de colher na hora certa para cada objetivo e você pode testar.

Então, considere os momentos do dia: de manhã é a hora do renascer, de começar tudo de novo; na hora do almoço, a energia está mais forte; e, no período da noite, a energia está se recolhendo. Assim, fazer a colheita à tardinha ou à noite, se você quer um incenso para trabalhar questões que envolvam insônia, pode gerar um resultado melhor. Mas, sinceramente, não se preocupe com isso agora.

Atente-se em ter respeito com a planta e sentir gratidão na hora da colheita. Existe um fato importante na hora de colher as ervas: às vezes você pode maltratar algumas espécies, como o Alecrim, que tem os galhos mais grossos e desfiam no momento em que os corta com a tesoura, a faca ou as mãos.

Você pode usar uma tesoura de poda ou uma tesoura comum para cortar nos tamanhos que deseja. Se quer seu incenso com cerca de 15 centímetros, já corte as ervas mais ou menos nesse tamanho. Isso facilita muito o processo.

### Acomodando as plantas

Depois é só acomodar as ervas em uma bandeja ou travessa de metal que você colocará no forno. Tome o cuidado de separá-las, ou seja, não deixe um galhinho encostar no outro, porque quando começa a desidratação, inicia o processo de liberação de gases e óleos essenciais. Mesmo que em pouca quantidade, essas substâncias vaporosas liberadas na desidratação da planta podem prejudicar os galhos que estiverem sobrepostos, deixando um aspecto feio. Então, quando você quer desidratar uma erva de forma correta, precisa dar espaço para o ar passar, para que não molhe e para que uma planta não queime a outra. Com o aquecimento e o óleo essencial, se as plantas se encostam, acabam se queimando.

Portanto, antes de levar ao forno, organize as ervas em formas de maneira que não encostem umas nas outras. Você pode desidratá-las e armazená-las por até seis meses para fazer seus incensos conforme precisar deles.

### O segredo do forno

Nós temos um segredo, que é o grande lance da desidratação:

Ligue seu forno vazio em uma temperatura média por dez minutos. Quando estiver aquecido, desligue-o. Depois de preaquecido e desligado, colocamos as ervas. Coloque a bandeja no forno desligado.

Assim, as plantas receberão somente o calor sem o fogo em si, isso as ajuda a desidratar sem queimar. Feche a porta do forno deixando uma pequena abertura. Para manter o forno entreaberto, com uma fenda de uns 5 centímetros, você pode usar um pedaço de madeira, um pilão de madeira usado para socar frutas ou outro objeto.

Essa fenda deixada no forno existe justamente para que a umidade da erva saia e desidrate a planta. Esse é o maior segredo. Em cerca de dez minutos, o forno começa a esfriar e você precisará repetir esse mesmo ciclo até que a planta esteja bem desidratada.

### RESUMO DO SEGREDO DA TÉCNICA

– Ligue o forno em temperatura média por 10 minutos.

– Desligue o forno.

– Coloque as plantas na bandeja, bem separadas umas das outras.

– Deixe-as no forno com uma pequena abertura para que a umidade saia, até que o forno esteja frio.

– Você vai repetir esse processo até que as plantas estejam sequinhas.

Com esse processo, você evita que sua erva receba calor direto e garante uma desidratação de qualidade, como a gente faz por aqui.

**Avisos importantes:**

Quando você encerrar todo o processo, deixe as ervas no forno desligado por algumas horas para equilibrar a umidade. É provável que você tenha que repetir esse ciclo de 4 a 6 vezes, dependendo da espessura da folha. Conforme as características da espécie, pode ser mais ou menos rápido para fazer. Depois, guarde as ervas em embalagem fechada para utilizar quando quiser.

## ENERGIA DE ENVIO A DISTÂNCIA

No Universo tudo é energia, como você já viu no início deste manual. Matéria é energia condensada; e energia livre, matéria dispersa. Certamente você já ouviu falar de alguma citação a respeito desses conceitos.

A verdade é que estamos todos interligados por correntes universais que interpenetram a energia condensada ou dispersa. Para resumir, podemos sim dizer que somos todos um, contudo, ainda temos muito o que aprender quanto a essas leis que regem a nossa existência e nossas interações.

Quando você pensa em alguém, sutilmente direciona a ela a sintonia do seu pensamento e interfere, ainda que muito delicadamente, na energia dela.

A projeção das ondas do seu pensamento encontra a vibração da pessoa em foco e cria uma energia resultante ou uma "comunhão soma" de energias. Se você pensar em uma pessoa de modo negativo, provocará interferências — ainda que muito sutis — nocivas a ela.

Se você chegou até aqui neste manual, acreditamos que não seja uma pessoa comum da sociedade que está mergulhada no ceticismo, porque acredita e sente um "algo mais" que há na vida e na natureza.

Certamente você já experimentou alguma manifestação de intuição, telepatia ou sincronicidades (populares coincidências). Talvez tenha experimentado sonhos profundamente impactantes ou até percebebido o seu sexto sentido.

Acontece que todos esses fenômenos só são possíveis graças às propriedades magnéticas e vibracionais da vida humana.

Justamente, por conta dessa característica natural da vida, o envio a distância da Magia das Ervas é possível. E o processo é tão simples, mas tão simples, que você vai se perguntar: "Por que nunca fiz isso antes?".

Você lembra que agora mesmo comentamos que, quando projeta o pensamento em alguém, está emitindo ondas na direção dessa pessoa?

Então, imagine-se potencializando essas ondas na sintonia das ervas. Consegue imaginar?

Pois é exatamente isso que acontece no envio a distância. Você usa o poder das receitas que escolher para definir a energia que quer enviar.

### Quando usar?

Você pode usar essa técnica sempre que quiser ajudar alguém a distância: uma pessoa, um animal de estimação e até mesmo um ambiente.

### Como usar?

Use duas vezes ao dia por três dias seguidos. Se houver necessidade de continuar enviando Magia das Ervas a Distância, aguarde três dias e comece novamente. Você pode fazer quantos ciclos de três dias quiser, desde que sempre com intervalos de três dias entre o final de um ciclo e o começo de outro.

**Passo a Passo do Envio da Magia com as Ervas a Distância:**

– Lembre-se de sempre aplicar os passos da preparação.

– Defina qual tratamento você usará, de acordo com as receitas do Anexo 1. Escolha qual delas mais se encaixa com o objetivo.

– Faça um chá com a receita escolhida. Ele deve ser um típico chá fitoenergético como ensinado no capítulo 5 – Técnicas Básicas.

– Escreva o nome da pessoa em meia folha de papel branco.

– Escreva o benefício que deseja para aquele tratamento a distância, exemplo: cura do pé esquerdo, passar no exame da autoescola, arrumar um emprego, paz no relacionamento, encontrar um amor etc.

– Mentalmente, com humildade e respeito, peça permissão para entrar em sintonia com a pessoa, animal ou local que quer enviar a energia.

– Molhe as mãos com o chá preparado. Mantenha as duas mãos juntas em formato de concha e imponha-as sobre o papel escrito por 2 minutos aproximadamente. A mão deverá ficar a uma distância de 10 a 20 centímetros do papel, ou seja, sem encostar.

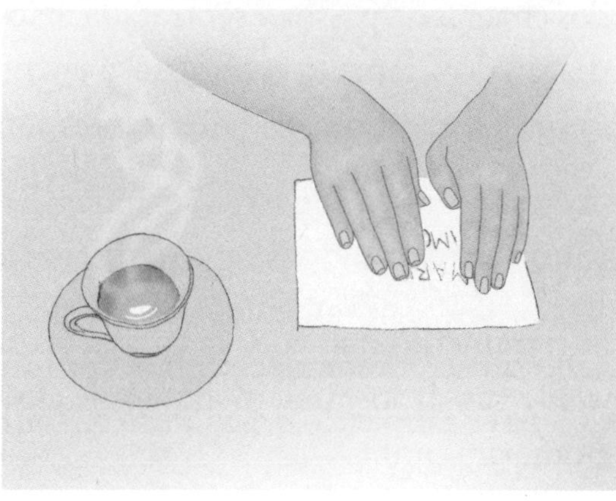

– Enquanto mantém as mãos em concha postadas acima do papel, concentre-se no sentimento do benefício para a pessoa, animal ou local.

– Encerre a prática, agradeça mentalmente, desconecte-se mentalmente do objetivo.

– Guarde o papel ou deixe sobre um altar ou mesa para o outro dia, pois você sempre usará o mesmo.

– Aplique a limpeza energética VBD pessoal.

– Faça ciclos de 3 dias seguidos de acordo com a necessidade, mas faça sempre ciclos completos.

– Você pode aplicar de 1 a 3 vezes ao dia, de acordo com a necessidade. Caso deseje aplicar mais de 1 vez por dia, mantenha um espaço de tempo mínimo de 2 horas entre as aplicações.

## APLICAÇÃO DA FITOENERGIA

A aplicação da Fitoenergia é uma das técnicas mais poderosas com as quais já tivemos contato. Além de elevar o estado de consciência, é muito eficaz em tratamentos físicos, mentais, emocionais e espirituais. Essa técnica consiste em aplicar as plantas diretamente nos chacras da pessoa a ser tratada, não envolvendo uma intermediação do terapeuta e, por isso, a energia da planta fica ainda mais sutil, trazendo resultados impressionantes.

### QUANDO USAR?

Este é um tratamento que você deve usar para aplicar em outras pessoas. Ele gera bem-estar, mudança de estado mental e equilíbrio. É bom para tudo!

A recomendação é que seja feito 1 vez por semana, mas poderá ser realizado também todos os dias se assim for possível. Não há contraindicações.

Para você aplicar a Fitoenergia, preparamos um tratamento genérico, observando os casos mais recorrentes de consultório:

**Receita de Tratamento Genérico para Fitoenergia:**

- Carobinha (*Jacaranda caroba*)
- Cáscara-Sagrada (*Rhamnus purshiana*)
- Catinga-de-Mulata (*Tanacetum vulgare*)
- Calêndula (*Calendula officinalis*)
- Chapéu-de-Couro (*Echinodorus grandiflorus*)
- Endro (*Anethum graveolens*)
- Ipê-Roxo (*Tabebuia avellanedae*)
- Maracujá (*Passiflora edulis*)
- Melissa (*Melissa officinalis*)

Como as ervas mudam de nome conforme as regiões do Brasil e do mundo, colocamos o nome científico ao lado de cada planta para facilitar sua busca em lojas e ervanárias.

**Atenção!** Jamais substitua alguma planta das receitas por qualquer outra recomendada por farmacêuticos, fitoterapeutas ou qualquer pessoa que desconheça a técnica da Fitoenergética, uma vez que ela possui uma abordagem totalmente diferente da Fitoterapia e da Farmácia tradicional, pois atua preferencialmente na alma, de forma vibracional. Portanto, ao substituir qualquer uma das plantas, é muito provável que o seu tratamento de Fitoenergia não funcione. Se você possui formação em Fitoenergética e tem acesso às informações dos grupos de vegetais niveladores, puros, condutores e físicos, poderá substituir a planta por uma do mesmo grupo e também da mesma polaridade. Mas só faça isso se você é um conhecedor da técnica de Fitoenergética e souber fazer os cálculos de polaridade e balanceamento das fórmulas e compostos.

**Passo a Passo da Aplicação da Fitoenergia:**

– Separe as plantas: Carobinha, Cáscara-Sagrada, Catinga-de-Mulata, Calêndula, Chapéu-de-Couro, Endro, Ipê-Roxo, Maracujá e Melissa.

– Escolha um local silencioso e limpo que proporcione paz e conforto para a pessoa. Tenha certeza de que não haverá interrupções.

– De acordo com o gosto da pessoa, coloque uma música suave de fundo, de preferência com sons da natureza.

– É uma técnica que recomenda que a pessoa esteja em contato com o chão. Para isso, utilize um colchão, colchonete ou acolchoado para que ela possa se deitar.

– Peça que ela descanse e feche os olhos.

– Coloque pequenas partes de Endro no chão, a cerca de 10 centímetros acima da cabeça e também a 10 centímetros abaixo dos pés.

– Posteriormente, posicione o Ipê-Roxo à direita e à esquerda da pessoa, também a uma distância de aproximadamente 10 centímetros de seu corpo. No caso do Ipê-Roxo, é importante que você distribua em mais pontos, além dos dois nos lados direito e esquerdo, inclusive coloque acima da cabeça e abaixo dos pés também, ou seja, em quatro pontos.

– Arrume os demais vegetais nos chacras específicos.

– Você pode posicionar o vegetal sobre o próprio corpo da pessoa, na região do chacra correspondente, ou colocá-lo ao lado do chacra, quase encostado ao corpo. Neste caso, tanto faz o lado, direito ou esquerdo, da pessoa. Às vezes a planta pode irritar a pele, como na região da garganta, então, colocamos ao lado. Podemos ajeitar as plantas sobre as roupas sem problemas. Coloque a Catinga-de-Mulata na região do 1º chacra, o Chapéu-de-Couro na região do 2º chacra, o Maracujá na região do 3º chacra, a Melissa na região do 4º chacra, a Cáscara-Sagrada na região do 5º chacra, a Carobinha na região do 6º chacra e a Calêndula na região do 7º chacra. Agora que você concluiu a disposição das plantas, vamos ao próximo passo.

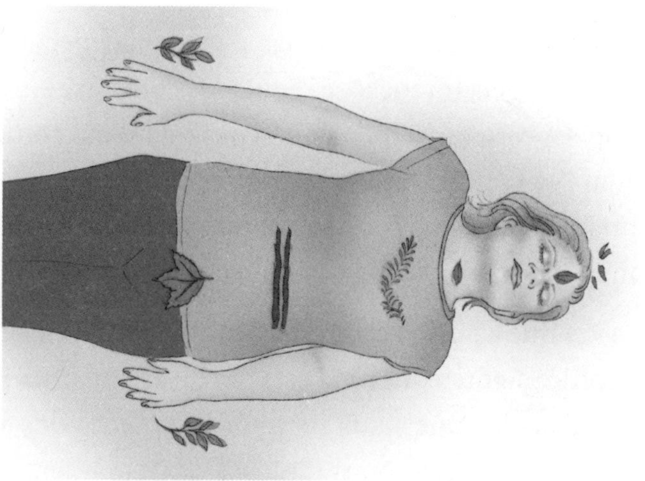

– Fique ao redor do círculo formado pelas plantas em torno da pessoa. Afaste-se a mais ou menos meio metro e faça mentalizações com a energia das luzes Verde e Prata pulsando, intercalando entre uma e outra, ou seja, mentalize que pulsa a Verde seguida da Prata em uma frequência contínua.

– Quando sentir que essa pulsação se estabeleceu, agradeça e deixe a pessoa descansando de 15 a 45 minutos.

– No encerramento, primeiro, retire cuidadosamente todas as plantas. Não importa a sequência nesse momento. Quando tirar todas, descarte-as em lixo comum ou na própria natureza e acorde a pessoa muito sutilmente e sem pressa.

## NEC'S DA ENERGIA VERDE

NEC é a sigla para Núcleo Energético de Consciência, uma tecnologia espiritual oferecida pelo plano superior para elevar a nossa evolução. Esse assunto foi abordado com profundidade no Livro *Ativações Espirituais: Obsessão e Evolução pelos Implantes Extrafísicos* (Bruno J. Gimenes, Luz da Serra Editora).

Os NEC's são matrizes criadas e mantidas pela mente de alguém, ou seja, pela intenção, e moldadas com base em um sentimento ou aspecto específico, vibrações que serão conferidas à pessoa. Um NEC pode ser construído por qualquer pessoa que queira uma aceleração na cura de algum aspecto da personalidade. Também pode ser usado para uma cura física.

Uma vez que a pessoa cria o seu próprio NEC, ele se estabelece harmonicamente com uma estação de envio, uma unidade no plano extrafísico que ajuda no monitoramento dos aspectos que precisam ser curados ou tratados. É extremamente simples de fazer e poderoso em seus resultados.

**Detalhes importantes:**

– Podem ser carregados ou programados com as qualidades que desejamos.

– São alimentados por Estações de Envio.

– Podem ser destruídos com muita facilidade em crises de raiva ou pelo abandono de sua manutenção.

– Use para agregar valores à sua vida, para mudar comportamentos e conquistar hábitos melhores.

– Foque em objetivos elevados.

– Renove diariamente a sua ativação e confie!

## Como ativar o seu NEC?

– Escolha qual das receitas do Anexo 1 você precisa para o momento. Faça a sua escolha encontrando a melhor opção para você.

– Essa técnica é intransferível, ou seja, aplicada para uso próprio. Caso queria ajudar outra pessoa, você pode ensiná-la a fazer o NEC ou aplicar outra técnica que combine mais com a necessidade dela.

– Antes de começar a ativação, faça um chá com os vegetais que você escolheu para as necessidades que deseja tratar ou os objetivos que deseja conquistar de acordo com o Anexo 1. Deixe a xícara de chá ao seu lado na prática. Aplique os três passos da preparação padrão da Magia com as Ervas.

– Respire suavemente, com a consciência da vida fluindo dentro e fora de você. Assim, serene a sua mente. Você precisa acalmar a mente, caso contrário não terá sucesso.

– Coloque as mãos em prece na frente do coração. Mantenha o pensamento focado na gratidão e na Divindade Maior, com a respiração cadenciada e tranquila.

– Afaste levemente as mãos em prece, mantendo uma pequena distância entre elas de no máximo 5 centímetros. Isso quer dizer que você vai manter uma mão levemente afastada da outra, mas ainda na frente do coração.

– Coloque intenção na sua mente e imagine que entre as suas mãos nasce um ponto de luz, bem cristalino e intenso. E continue com as mãos levemente afastadas uma da outra, na região do coração.

– Então, molhe as mãos com o chá que você preparou e retorne para a posição em prece, mas com as mãos levemente afastadas. Você deve mantê-las na frente do peito.

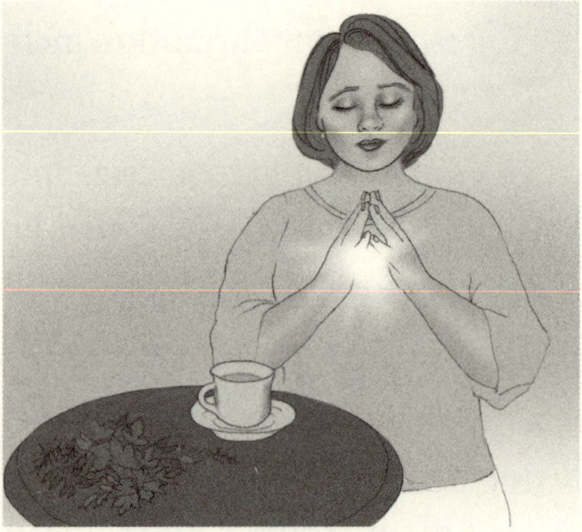

– Mantenha-se focado no ponto de luz entre suas mãos por algum tempo. Acredite, sinta ou visualize, até ter certeza de que conseguiu criar esta força entre as mãos.

– Agora pense nos benefícios que quer ter com a sua ativação, deixe-os bem claros para você. Exemplo: "quero tolerância e amorosidade nas relações"; "quero prosperidade" ou "quero cura e saúde em minha vida" etc.

– Assim, imagine na sua tela mental a situação já acontecendo, com força e fé.

– Nesse momento, leve esse ponto de energia criado em suas mãos para o seu peito, na região do coração, ou seja, vire as palmas das duas mãos em direção ao seu peito. Encoste as duas mãos no peito, na altura do coração, e imagine que aquele ponto luminoso entrou em você.

– Continue a mentalização, agora visualize que a luz está viva no centro do seu peito. Quando conseguir manter a imagem desse ponto de luz vivo no seu peito, faça seu pedido para as correntes superiores.

– Eleve seu pedido a Deus, ao Criador, à Mãe Divina, use sua fé. Veja um exemplo:

> *"Eu, (fale seu nome completo), peço ao plano superior, a Deus, a ativação de um Núcleo Energético de Consciência que possa me trazer tolerância e amorosidade na minha vida e nas minhas relações".*

– Fique receptivo, agradeça e sinta a paz penetrar em todo o seu espírito.

– Faça esse processo por 7 dias seguidos.

– Depois dos 7 dias, você poderá fazer outro NEC com outros objetivos ou recomeçar mais 7 dias com o mesmo objetivo.

– Não faça outro NEC com objetivo diferente se ainda não tiver terminado o ciclo de 7 dias. Também não faça para mais de um objetivo simultâneo, escolha um tipo por vez.

– Experimente, os resultados são mágicos e muito transformadores! Já acompanhamos a transformação de milhares de pessoas que utilizaram a técnica dos NEC's, inclusive nós mesmos.

## REALIDADE PROJETADA

### QUANDO USAR?

Use essa prática sempre que quiser, porque ela é muito poderosa e não exige quase nada de você. Até mesmo nos momentos em que você não consegue comprar alguma planta ou encontrá-la fisicamente, pode fazer esse tratamento sem problemas. Você pode usar até uma vez ao dia.

### Como usar?

– Pode ser feita presencial ou a distância e é mais indicada para ajudar alguém ou algum animal de estimação.

– Primeiramente, determine o tratamento necessário de acordo com as opções do Anexo 1 e, então, siga em frente.

– Aplique os três pilares da preparação padrão da Magia com as Ervas.

– Imagine no ambiente extrafísico do seu Campo Verde um local especial, todo seu, para atender as pessoas de agora em diante.

– Você poderá imaginar uma maca de atendimento, um banco, uma poltrona, um trono ou qualquer outro lugar que a pessoa precisa para se acomodar, relaxar e receber o tratamento. Mais uma vez queremos lembrá-lo que é um local imaginário.

– Então, prepare-se para a consulta de realidade projetada.

– Imagine que o seu consultante é conduzido para o seu jardim e que lá se acomoda no local de tratamento que você criou.

– Sintonize a sua conexão com todos os seres de luz, com o espírito dos curadores, com o espírito das plantas. Solicite ajuda para tratar a pessoa na energia da verdade.

– No ambiente real que você está agora, em caso de estar atendendo alguém presencialmente, posicione-se muito próximo à pessoa que será atendida. Ela precisa ficar sentada em uma cadeira ou deitada em uma cama ou maca à sua frente.

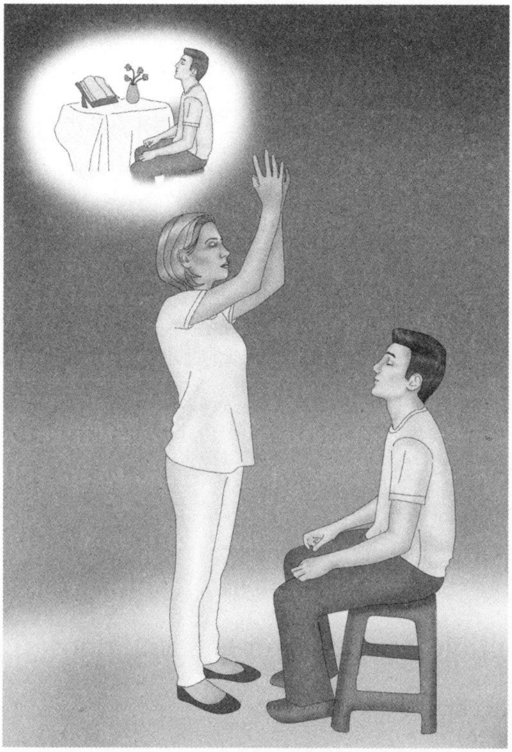

– Respire fundo, eleve as duas mãos para o alto, captando o fluido vital disperso no ambiente. Mantenha as suas mãos juntas e postas em forma de taça. Elas ficam projetadas para o alto, aproximadamente na altura da sua cabeça, por alguns segundos, enquanto você acredita que a energia do fluido vital do seu ambiente imaginário se estabelece em suas mãos.

– Todo o tempo, o seu consultante pode ficar fisicamente acomodado à sua frente, mas mentalmente você deve imaginá-lo no seu local sagrado.

– Leve essa energia acumulada nas suas mãos em direção ao consultante. Leve-a até a cabeça dele se estiver sentado e no coração se ele estiver deitado.

– Faça esse passo 3 vezes, puxe a energia acumulada em suas mãos e depois encaminhe-a em direção ao consultante.

– Após a terceira transferência de energia, comece o segundo passo.

– Puxe a energia do alto da mesma forma, mentalizando que um dos vegetais da fórmula escolhida no Anexo 1 se materializa em suas mãos.

– Então, puxe a energia do vegetal em direção ao consultante. Imagine as folhas, as sementes ou outras partes da planta caindo suavemente sobre a pessoa. Mentalizar o nome do vegetal já é suficiente para o processo acontecer.

– Repita esse passo também para os demais vegetais.

– Caso o tratamento escolhido para a pessoa tiver 8 plantas, então você terá que fazer o processo 8 vezes.

– Por último, faça a ativação do Verde e Prata.

– Finalize fazendo uma oração de agradecimento a todas as forças que trabalharam nesse amparo.

– Se a prática foi realizada presencialmente, desperte a pessoa com suavidade e encerre a terapia.

– Se a prática foi realizada a distância, imagine que você se despede da pessoa e que ela deixa o seu jardim verde.

– Faça a sua oração pessoal de finalização da prática.

– Aplique a técnica de VBD pessoal.

## MÃO VERDE

A técnica é utilizada para produzir efeitos rápidos de tratamento. Oferece intensidade muito grande, porque consegue armazenar maior quantidade de energia vital, somada aos fluidos da bioplasmia fitoenergética. Esta prática é recomendada para quem está com dores fortes ou crises intensas, porque consegue transferir para a aura da pessoa a Fitoenergia com mais velocidade e quantidade.

### Como utilizar?

– Faça os três passos de preparação padrão.

– Use uma tigela ou recipiente oval com capacidade de 1 litro. Para essa prática, você vai precisar apenas de vegetais frescos, recentemente colhidos.

– Coloque aproximadamente 1 litro de água mineral no recipiente oval.

– Ponha as plantas do tratamento no líquido. Escolha a receita no Anexo 1, de acordo com a necessidade.

– Insira 1 pequeno cristal de quartzo branco no interior da tigela.

– Faça uma oração, eleve os seus pensamentos, ative o seu Campo Verde e depois ative o Verde e Prata no líquido.

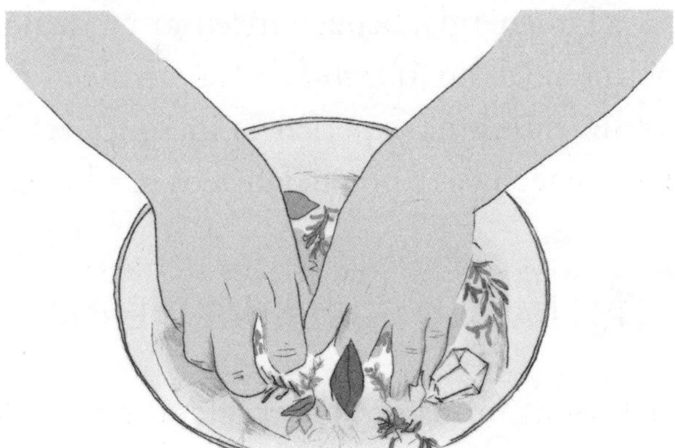

– Mergulhe as suas mãos no líquido, depois retire-as e deixe escorrer o excesso.

– Suavemente esfregue uma mão na outra, sentindo a umidade do líquido.

### Uso para casos pontuais de dores

– Dirija as mãos levemente úmidas para o ponto principal onde há dores. Deixe as mãos postas sobre o ponto dolorido por 3 minutos.

– Em seguida, mergulhe novamente as mãos no líquido e refaça o processo a cada 3 minutos. Faça 4 ciclos de 3 minutos por ponto dolorido.

### Uso para tratamento geral

– Dirija as duas mãos umedecidas na região da cabeça do consultante, sendo a mão esquerda postada na testa e a mão direita na base da nuca.

– Refaça o mergulho a cada 3 minutos por 4 ciclos.

### Combinação de técnicas

Você poderá fazer esse processo em um atendimento, depois aplicar a Fitoenergia, benzer, incensar ou qualquer outra técnica que aprendeu no *Manual de Magia com as Ervas*. Faça do seu atendimento uma experiência inesquecível ao consultante. Combine técnicas e potencialize os resultados.

## RITUAL DO CORREDOR VERDE

O ritual é uma forma de aplicar esta técnica poderosa que promove limpeza e equilíbrio energético no campo áurico das pessoas. É perfeito para realizar em grupos, vivências e dinâmicas que envolvem várias pessoas ao mesmo tempo. Também pode ser utilizado antes de iniciações, batizados e cerimônias especiais onde é necessário um alto nível energético aos participantes.

**Como fazer?**

– Você terá como base um corredor de aproximadamente 2,5 metros de comprimento e 70 centímetros de largura.

– As linhas que desenham o corredor devem ficar justapostas em paralelismo perfeito, formando um corredor de aproximadamente 70 centímetros.

– Faça um pequeno fio de sal grosso nas duas linhas que formam o corredor, em toda a sua extensão.

– Escolha uma receita no Anexo 1 de acordo com seus maiores objetivos. Distribua as plantas ao longo das linhas do corredor.

– Uma vez que o corredor estiver construído, o grupo deverá ativar a energia Verde e Prata no corredor.

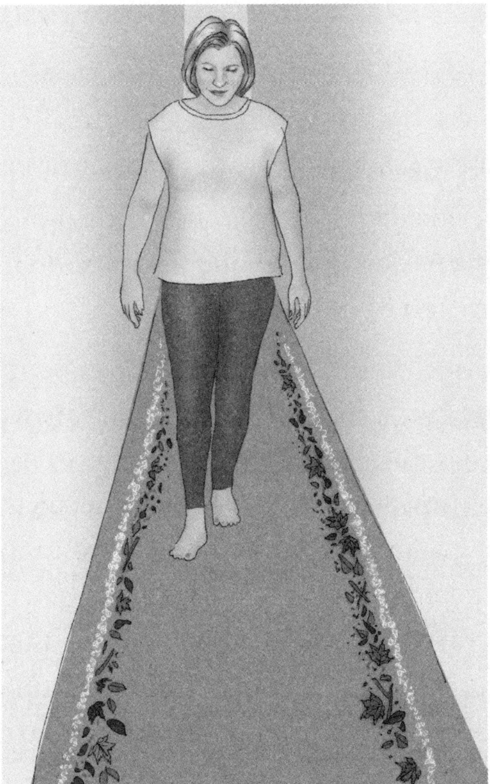

– Depois disso, uma pessoa por vez deve entrar no corredor e percorrer seu caminho por aproximadamente 1 minuto, de preferência em 7 passos cadenciados que representam exatamente os 7 chacras.

– A cada passo, a pessoa deve se concentrar em perceber que a vibração do corredor está energizando o chacra específico. Ou seja, no passo 1, o 1° chacra; no 2, o 2° chacra, e assim por diante.

– Passe apenas uma vez pelo corredor.

– Ao final da prática, descarte o sal grosso e as plantas usadas. Limpe os resíduos que podem ter ficado pelo chão.

## NEUTRALIZAR O MAU-OLHADO E AS CARGAS NEGATIVAS

Agora nós vamos ensinar como resolver um problema muito comum na vida de qualquer pessoa: o mau-olhado, a energia negativa que vem de alguém, que pode ser de inveja, ciúmes, medo e até carência.

Entenda que, muitas vezes, atuamos como para-raios de pessoas carregadas de energias ruins. Por motivos diversos, essas energias pesadas são transferidas em questão de segundos, da pessoa carregada para a outra que recebe a carga negativa.

Porém, entenda algo importante: o fato de alguém descarregar em você um fluxo de energia negativa não quer dizer que essa pessoa quer o seu mal. Temos o conceito popular que cargas negativas são lançadas apenas por pessoas maldosas, que não gostam de nós, mas isso não é verdade. Realmente, pessoas maldosas podem transferir uma forte descarga de energias negativas, contudo, a maior parte delas vem de quem está à nossa volta e que nos quer bem. Algumas vezes, essas cargas vêm até dos pais, dos filhos e dos parentes mais próximos.

### Sintomas do mau-olhado

Em muitas ocasiões, você está bem, em sua harmonia normal. Então, tudo muda, você começa a passar mal. Pode ser tontura, bocejo, enjoo ou arrepios estranhos. Em casos mais raros, até desmaios. É muito comum sentir-se tomado por uma confusão mental e irritação sem motivo.

### Nas crianças

Se para adultos o mau-olhado acontece com certa frequência, para crianças a ocorrência é muito maior, já que elas são mais sensíveis.

### Nos animais

Os animais de estimação de médio e grande porte costumam somatizar as cargas negativas de seus donos. Alguns têm mecanismos próprios que fazem a transmutação das cargas negativas. Porém, como nos dias de hoje muitos pets estão vivendo distantes de seu habitat natural, podem não conseguir dar conta de absorver e transmutar energias negativas e isso pode provocar mal-estares e até doenças físicas.

### Em objetos, em plantas e no lar

Da mesma forma, objetos podem quebrar ou funcionar com deficiência, plantas podem murchar ou até mesmo secar e, por último, a energia do seu lar pode ficar pesada.

## Em automóveis

Os automóveis também podem ser sensíveis ao mau-olhado. Um automóvel apresenta muitos circuitos elétricos e eletrônicos que são mais facilmente influenciados pelas cargas negativas.

### Preparação e detalhes:

**1.** Você precisa de um local mais reservado, com mais silêncio e com um pouco de privacidade para fazer a prática.

**2.** Você pode aplicar para si mesmo, para uma pessoa conhecida que lhe pediu, para uma criança, para um animal de estimação, para o seu carro que começou a enguiçar demais, até para a sua TV que começou a ter defeitos de uma hora para outra depois que algumas visitas foram em sua casa. Não tenha medo de fazer nem dúvidas, pois essa prática não tem contraindicações. Mesmo que o sintoma que algo ou alguém estiver apresentando não seja realmente de mau-olhado, não lhe fará mal.

**3.** Faça os três passos da preparação padrão da Magia com as Ervas.

**4.** Você precisará de um prato comum, médio ou grande.

**5.** Você também precisará de um cristal branco. Pode ser um cristal mais lapidado ou mesmo uma pedra rolada ou polida, mas precisa ser de quartzo branco.

**6.** Água quente para aquecer o cristal por aproximadamente 3 minutos.

**7.** Papel em branco e lápis.

**8.** Uma pequena lasca de Canela.

**9.** Um local com terra ou mesmo um vaso de terra pequeno.

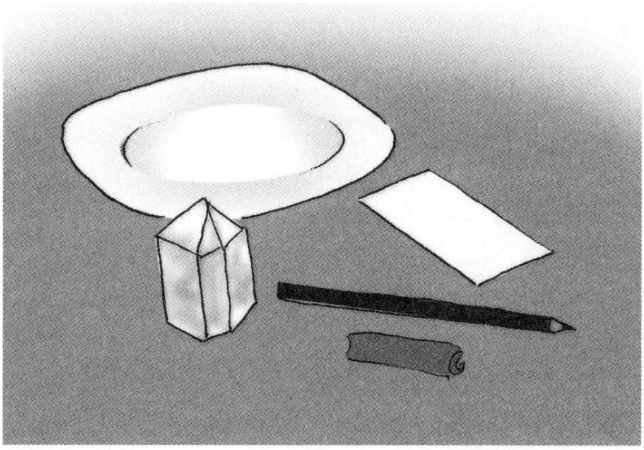

**Forma de uso e cuidados:**

– Faça no máximo 3 práticas dessas por dia. E, antes de começar, sempre harmonize seus pensamentos, faça uma prece, acalme seus sentidos e essencialmente faça os três passos da preparação padrão. Jamais faça essa prática se você estiver muito agitado ou em desequilíbrio emocional. Relaxe um pouco antes. Para isso, você pode fazer uma oração, ouvir uma música relaxante ou fazer algo que o harmonize emocional, mental e espiritualmente.

– Você pode aplicar para a mesma pessoa ou objetivo até 3 vezes ao dia. Ou seja, você pode escolher fazer 3 vezes por dia para uma mesma pessoa ou objetivo ou pode fazer 1 vez por dia para 3 pessoas diferentes, em horários diferentes, com intervalo mínimo de 2 horas entre as aplicações.

– Faça essa prática sempre que precisar, ofereça para amigos e disponibilize-se, mas respeite seus limites e só faça se a pessoa desejar ou pedir.

– Caso alguém solicite essa prática o tempo todo, entenda que ela não é uma técnica de terapia e melhora contínua pessoal.

Nesse caso, recomendamos que você, ou a pessoa necessitada que está sempre pedindo mais, busque o seu desenvolvimento pessoal com a ajuda de meios corretos para cada caso. Nunca transfira a sua responsabilidade para essa prática, pois é uma técnica rápida.

– Você só pode fazer para uma pessoa ou objetivo por vez (uma pessoa, um animal de estimação, um carro ou uma criança).

– Use, faça anotações, estude. Aprenda mais e mais, desenvolva habilidade e utilize essa técnica rápida como uma eficiente ferramenta para melhorar a sua vida e a das pessoas ao seu redor.

**A prática:**

**1.** Procure uma mesa limpa, sem adereços. Coloque os elementos que você usar na prática sobre a mesa.

**2.** Esquente a água em uma chaleira somente até começar a levantar bolhas. Não deixe ferver.

**3.** Insira o cristal na água quente enquanto você prepara o resto e deixe lá por enquanto.

**4.** Escreva em um papel do tamanho aproximado de um cartão de crédito o nome da pessoa, objeto, utensílio, animal de estimação ou ambiente cuja carga negativa você quer neutralizar. Após, olhe para o papel e diga 3 vezes o nome que escreveu.

**5.** Posicione o prato na mesa e coloque água apenas para cobrir o fundo do prato. Use a mesma água que você aqueceu.

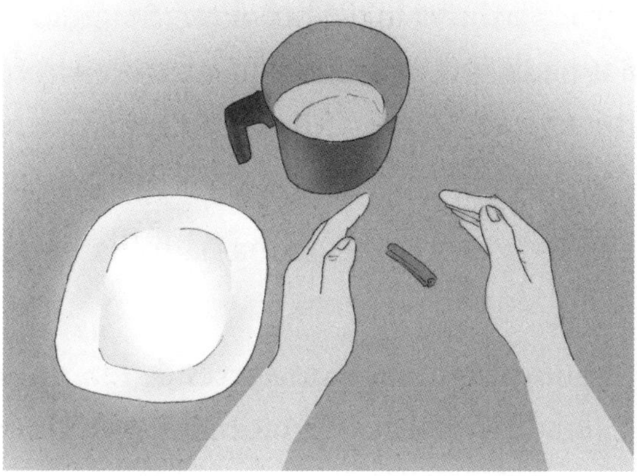

**6.** Então, separadamente, energize a lasca de Canela com a prática do Verde e Prata. Faça o mesmo com o cristal que você deve tirar da água nesse instante. O cristal precisa estar no mínimo morno.

**7.** Solte suavemente o papel com o nome anotado sobre o fio de água no fundo do prato.

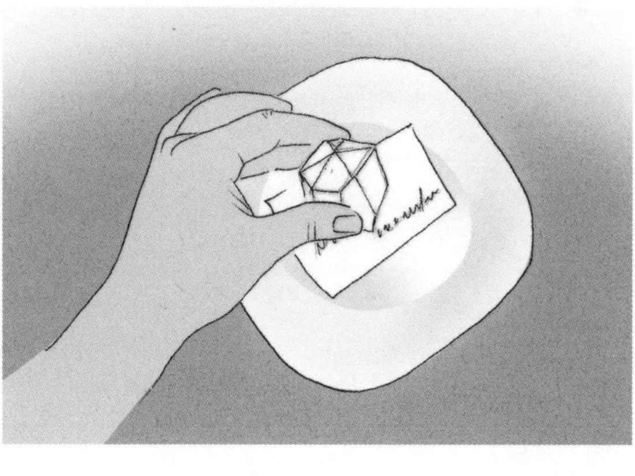

**8.** Com cuidado, coloque o cristal sobre o papel, de modo que este fique mergulhado na água e preso abaixo do cristal.

**9.** Pegue a pequena lasca de Canela, e escreva no ar, logo acima do prato, a palavra luz. Você deve imaginar a que a lasca de Canela é uma caneta poderosa que escreve em forma de luz verde fluorescente. Imagine, visualize ou apenas acredite nisso.

**10.** Depois permita que a lasca de Canela também mergulhe na água ao lado do cristal, acima da folha branca que deve estar molhada no fundo do prato.

**11.** Entregue esta intenção aos seres de luz, anjos ou o deus em que você acredita e confia. Agradeça por servir como canal.

**12.** Aguarde 30 segundos apenas. Jogue fora a água, o papel molhado, lave o prato e jogue fora a lasca de Canela também. Apenas reserve o cristal.

**13.** Agora enterre o cristal usado no quintal da sua casa ou em um pequeno vaso com terra. Deixe-o enterrado por 24 horas, depois retire-o da terra e use-o normalmente para outras ocasiões.

·7·

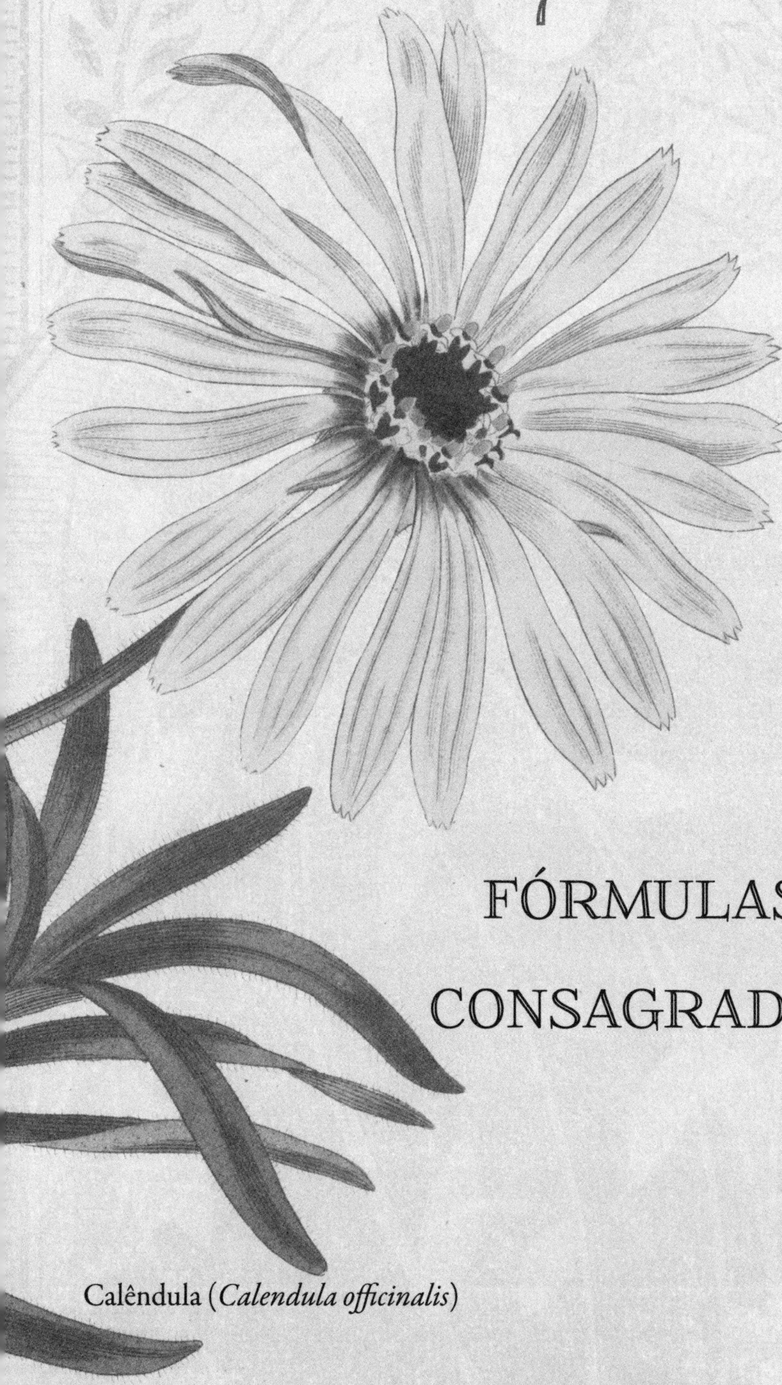

# FÓRMULAS CONSAGRADAS

Calêndula (*Calendula officinalis*)

## BANHO ENERGÉTICO PARA LIMPEZA ENERGÉTICA E ESPIRITUAL

Neste conteúdo especial, você vai aprender uma fórmula com a energia das ervas para fazer uma limpeza energética e espiritual intensa. Essa técnica é rápida, eficiente, muito simples e barata. Você pode utilizar em crianças, adultos e até em animais de estimação que gostam de tomar banho.

### Quando usar?

Use sempre que você quiser os seguintes benefícios:

- Aliviar o estresse e a ansiedade
- Eliminar o cansaço
- Acalmar a mente e clarear os pensamentos
- Eliminar emoções e sentimentos negativos
- Ajudar na sua elevação espiritual e na conexão com o seu Eu superior
- Eliminar a dor de cabeça de ordem emocional

- Eliminar o medo de situações mais comuns
- Eliminar a insônia

O tal do quebranto ou mau-olhado acontece com frequência, principalmente nas crianças. Elas costumam sofrer mais com isso, porque absorvem cargas negativas com muita facilidade.

Além delas, todas as pessoas vão encontrar no banho de ervas uma solução incrível para esses desafios. Funciona!

As crianças se sentem muito bem, mas adultos também amam as sensações que o banho produz.

A aura de uma pessoa é formada com base em vários fatores difíceis de serem compreendidos em sua totalidade, contudo, uma coisa é certa: ela é afetada diretamente pela força dos pensamentos e sentimentos, tanto dela própria quanto de todos que a cercam.

Por isso, para que um tratamento realmente trate as emoções de uma pessoa, ele precisará alcançar a aura delas. E essa função é perfeitamente possível para a Magia com as Ervas, porque o que entra em jogo não são os princípios ativos químicos dos vegetais, mas o princípio energético.

**Cuidado ao combinar**

Você precisa saber combinar as plantas certas para cada caso. Este trabalho requer conhecimento, porque é preciso saber equilibrar a energia das ervas de uma fórmula. Mais uma vez queremos lembrar que essa fórmula está balanceada de acordo com os ensinamentos da Fitoenergética. Não substitua nenhuma erva ou deixe de usar alguma espécie citada na fórmula a seguir.

O que vamos lhe mostrar é uma fórmula já pronta e balanceada, basta segui-la e pronto.

**Limpeza espiritual – ervas para o banho**

Veja abaixo as ervas necessárias para o banho (neste caso, tanto faz se elas estão frescas ou desidratadas):

- 1 folha de Boldo-do-Chile (ou qualquer espécie de Boldo que você conheça ou tenha acesso)
- 1 pequena casca de Canela
- 1 folha de Laranjeira (de qualquer espécie)
- 1 folha de Ipê-Roxo (ou uma pequena lasca da casca)
- 1 rodela fina de Maçã
- 1 folha de Louro

**Informações essenciais**

– Faça a sua preparação executando corretamente os três pilares citados nesse manual.

– Não há contraindicações, portanto, grávidas e crianças podem usar tranquilamente.

– Use sempre 3 dias seguidos.

– Não importa o horário do banho.

– Não importa se você está fazendo algum outro tipo de tratamento.

– Para cada banho, você precisa fazer um novo preparado, pois a validade da energia é de até 2 horas, por isso, não é possível reservar para outro momento.

– Não reaproveite as ervas usadas.

– Siga exatamente a recomendação das ervas que devem ser usadas. Não deixe faltar nenhuma espécie e também não substitua por outra.

– Use preferencialmente água mineral.

– A cada 3 dias de uso, espere 7 antes de fazer o próximo.

– O efeito total do banho acontece somente se você o fizer 3 dias seguidos, sem intervalos.

### Como preparar o banho?

– Aqueça 1 litro de água até começar a formar bolhas. Não deixe ferver.

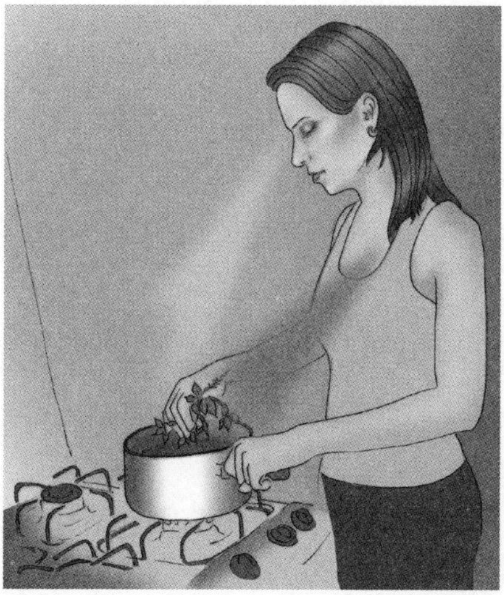

– Apague o fogo e coloque todas as plantas. Jamais aqueça em micro-ondas.

– Agora mentalize que no seu preparado (imagine, sinta ou acredite) pulsam as luzes Verde e Prata. Imagine-as como se fosse o seu coração pulsando o Verde e a sua testa pulsando o Prata. Quando o Verde fica mais fraco, o Prata fica mais forte e vice-versa.

– Faça isso por 3 minutos e está pronto.

– Se você preferir, pode filtrar ou coar o preparado, retirando as ervas que foram usadas.

**Como usar?**

– Leve o conteúdo preparado imediatamente para o ambiente do seu banheiro.

– Tome o seu banho e, no momento que decidir, seja ele qual for, despeje com suavidade e lentidão o conteúdo sobre a cabeça, certificando que toca seu corpo todo. Nesse instante, você deve sair da ducha e ficar por um minuto sem se enxaguar com a água comum do banho.

– Depois, pode voltar ao banho normalmente, mesmo que queira lavar-se novamente com os seus produtos de higiene. Fique à vontade, pois não anula o efeito da energia das ervas.

– Fique perceptivo aos efeitos do banho de ervas e sinta o seu estado de espírito mais sereno e mais harmônico. Delicie-se com a sensação.

## A MAGIA DAS ERVAS PARA OS ANIMAIS

Não sei se temos como definir ou explicar o que significa conviver com um bichinho de estimação. Veja bem, não estamos falando em "ter" um pet, porque eles não nos pertencem.

Eles são seres de luz, enviados de Deus para nos auxiliar em nosso processo evolutivo, para tornar o nosso dia mais feliz e iluminado, mesmo que tenha sido difícil ou doloroso. Com suas travessuras e brincadeiras, além da sua ímpar capacidade de amar, nossos pets trazem brilho ao nosso cotidiano, que muitas vezes é monótono e rotineiro.

Temos certeza de que, se você convive com animais de estimação, também sente uma conexão de amor e afeto sem explicação. E é aí que os problemas podem começar a surgir, porque, se por um lado, temos uma conexão de amor e afeto pura e elevada, por outro, também passamos a eles nossas angústias, dores, medos, insatisfações, tristezas e todas as emoções desequilibradas.

Por isso, muitas vezes, nossos amados bichinhos apresentam alguns problemas que não podem ser diagnosticados por um veterinário ou especialista, como depressão, carência, hiperatividade, alergias, excesso de latidos e miados. Em várias ocasiões, não há tratamentos tradicionais, o que leva os humanos ao desespero, por ver seu amiguinho sofrendo sem poder ajudá-lo.

Atualmente, os tratamentos complementares estão se expandindo cada vez mais, e muitas clínicas veterinárias já contam com profissionais de acupuntura, terapeutas florais, reikianos e holísticos que optaram por trabalhar com os pets. Nós mesmos já atendemos a vários deles, que mostraram incríveis melhoras nesses casos, e muitas vezes se curaram de doenças graves.

## Animais de estimação

Os pets possuem uma energia muito sensível e reagem fortemente a esses tratamentos. Há muitos casos em que eles se colocam como “filtros” das energias que rondam os humanos. Muitas e muitas vezes tratamos de situações em que o pet teve um problema de saúde bem específico e, em seguida, a pessoa que convive com ele manifestou exatamente a mesma doença.

Essa é uma comprovação de que a doença nos ronda, conectada aos nossos sentimentos, pensamentos e emoções contaminados, até que se materialize em nosso corpo como uma enfermidade. E os animais, com seu amor incondicional, por muitas vezes, absorvem os nossos problemas.

Então, quando seu pet apresentar alguma enfermidade, preste atenção na energia do seu lar e das pessoas que ali habitam. Procure o significado psicossomático e energético dessa doença e invista em uma total reforma íntima, antes que esse processo seja irreversível. Veja agora alguns exemplos de tratamentos e suas causas psicossomáticas:

**CARÊNCIA** – revela a carência do dono. Normalmente, essa energia está conectada à insatisfação, à reclamação e à falta de gratidão.

**Plantas recomendadas neste tratamento:**

Hipérico + Camomila + Marmelo

**HIPERATIVIDADE** – revela a ansiedade do dono. Normalmente, essa energia está conectada à agitação mental e emocional.

**Plantas recomendadas neste tratamento:**

Capim-Cidreira + Camomila + Ipê-Roxo

**ALERGIA** – revela a dificuldade do dono em estabelecer limites saudáveis em suas relações. Normalmente, essa energia está conectada à vitimização e à necessidade de aprovação social.

**Plantas recomendadas neste tratamento:**

Malva + Calêndula + Chapéu-de-Couro + Marmelo

Muitas vezes os pets não gostam de beber o chá, por isso recomendamos que misture na água uma pequena quantidade, cerca de uma colher, do chá frio. Você também pode misturar na água do banho, que produz o mesmo efeito.

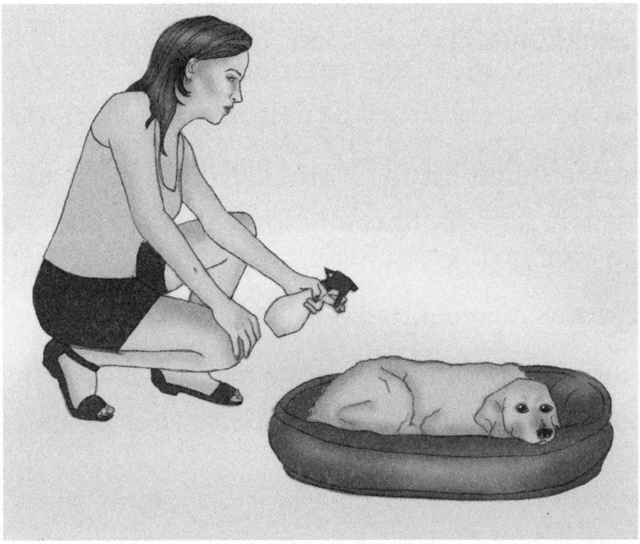

Se quiser, pode borrifar um spray com o preparado dessas ervas ou, simplesmente, molhar as suas mãos com o chá do tratamento e depois acariciar o seu animal por alguns minutos.

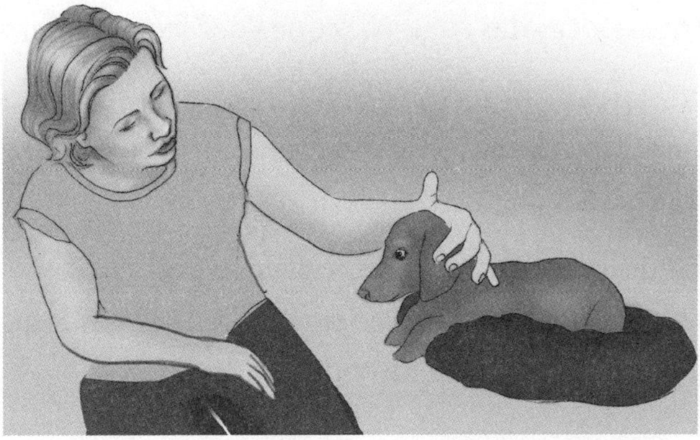

### Bem-estar animal

Recomendações extremamente importantes para produzir o efeito desejado em seu amiguinho:

Lembre-se de que esse tratamento está baseado na técnica Fitoenergética, portanto, não confunda com Fitoterapia. Utilize as plantas recomendadas anteriormente, e não as substitua por outras, ou correrá o risco de desbalancear a fórmula.

Somente quem estudou no curso on-line avançado em Fitoenergética tem o conhecimento exato para fazer variações da fórmula. Se esse não for o seu caso, não mude nada da receita original.

Falamos isso muitas vezes neste manual, mas só insistimos nessa recomendação para que você não erre nesse simples aspecto.

**O preparo**

Adquira as plantas desidratadas e as misture em um pote fechado. Pegue uma pequena pitada da mistura total do pote e faça uma xícara de chá desse composto.

Siga as recomendações do capítulo 5, Técnicas Básicas de Magia com as Ervas, A Magia dos Chás. Use como achar mais conveniente dentro das sugestões que você leu anteriormente.

Dê ao seu pet em forma de chá, banho ou spray, duas vezes por dia durante sete dias, com intervalo mínimo de quatro horas entre as aplicações.

O chá não precisa ser forte, inclusive pode ser uma infusão a frio praticamente sem gosto e sem cor. Afinal, a quantidade de ervas total é uma pitada da mistura.

### A principal dica

Além de tratar seu animal de estimação, trate as pessoas que mais estão em contato com ele. Se você tratar o animal mas não cuidar das pessoas que mais convivem com o bichinho, o tratamento não apresentará a mesma eficiência. O melhor resultado acontecerá se tratar as pessoas e os ambientes do animal em paralelo ao tratamento específico dele.

### Importante

Todas as aplicações descritas neste livro devem ser utilizadas de forma complementar. Jamais interrompa o uso de medicamentos sem antes consultar o médico veterinário.

## LIMPE E PROTEJA A ENERGIA DO SEU LAR EM TRÊS DIAS

Tudo o que acontece ao nosso redor é apenas um reflexo dos nossos pensamentos, sentimentos e emoções. Sendo assim, o ambiente onde vivemos é apenas um reflexo de nós mesmos.

Se estamos entristecidos, amargurados e infelizes, não sentimos vontade de arrumar a nossa casa, nem de limpar, organizar e remover as velhas energias para que o novo se estabeleça.

Já o costume de acumular objetos inúteis é apenas o indício de um empilhar de sentimentos mal resolvidos, refletidos nas coisas que são guardadas, como uma demonstração desse sofrimento.

Muitas pessoas que acumulam objetos ressaltam que se sentem bem tendo essas "coisas" como companhia, revelando assim sentimentos como solidão, abandono e tristeza. Esses indivíduos buscam nos objetos o preenchimento de um vazio interno, que poderia ser substituído por um fluido de cunho espiritual. Quando buscamos energia na Fonte da energia universal, sentimo-nos completos e vivemos apenas com o que é suficiente.

## Limpeza: como fazer em seu lar?

Um bom começo, para limpar a energia do seu lar, é torná-lo agradável, permitindo que entre mais luz, que seja arejado e limpo. Para isso, é necessário um fator fundamental: desapego.

Então, antes de iniciar a limpeza energética do seu lar, faça uma grande faxina, livrando-se de tudo aquilo que você não usa mais. Aqui na cidade onde moramos, existem ONGs que recolhem doações. Costumamos doar para uma instituição que promove brechós, onde tudo é revertido para animais abandonados, para custear cirurgias, castração e outros tratamentos. Na sua cidade deve haver algum órgão que preste esse tipo de serviço.

Quando fazemos essa faxina externa, ela se reflete no nosso mundo interior, pois nos sentimos leves, libertos e mais aliviados. É como se as nossas dores fossem embora.

## Energia renovada

Por isso, a seguir vamos mostrar o cronograma de três dias da limpeza de seu lar com a utilização de uma técnica da Fitoenergética. Com o 1º e o 2º dias já há efeitos, mas, para que a limpeza seja efetiva e mostre resultados satisfatórios, o ideal é que você agende uma data em que possa aplicar as tarefas durante os três dias.

Pode ser em um feriado ou nas férias, ou seja, marque a limpeza para quando você tiver tempo disponível e vá em frente, pois os resultados são incríveis!

## Dia 1

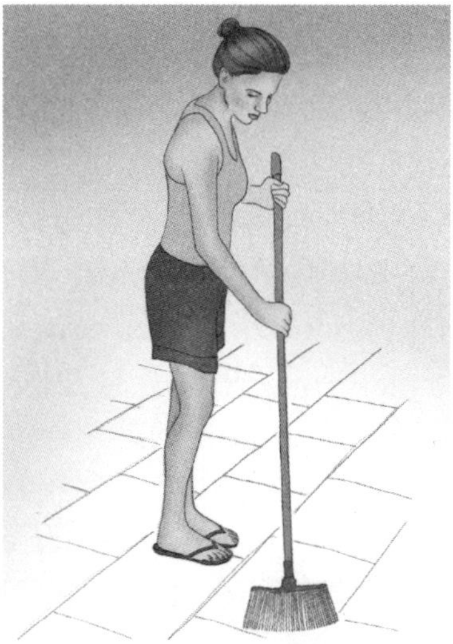

Comece primeiramente pela faxina física, isso já vai melhorar muito a energia do seu lar. Mas atenção: se você é o dono da casa, é você quem deve fazer essa faxina. Não terceirize, pois a sua intenção e energia vão limpar a casa fisicamente, o que lhe trará transformação. Comece a limpeza física separando objetos que você não usa mais em três caixas diferentes: uma para descarte (lixo), uma para doação e outra para dúvida.

Abra armários, gavetas, despensas e, sem nenhum medo, vá se libertando. É magnífico. Fazemos esse trabalho a cada três meses nas nossas casas, para que não haja o menor perigo de convivência com objetos inúteis. Quando estamos no meio de coisas sem utilidade, a nossa energia fica estática, parada.

E vida é movimento! Tudo está sempre em movimento no Universo. As coisas precisam ser utilizadas, senão a sua vida fica parada também. Para que a energia circule em sua casa, são necessárias algumas mudanças internas também.

Vá em frente, com coragem, pois as melhores lembranças da sua vida estão na sua memória e não nos seus objetos!

Ao final dessa faxina física e braçal, após um banho relaxante, prepare um chá de sua preferência, que pode ser Camomila, Erva-Doce, Capim-Cidreira, Funcho. Com uma oração de sua preferência, agradeça ao Universo por ter lhe proporcionado esse momento. Peça aos seres de luz em quem você confia, ou a Deus, que o conduzam durante a limpeza energética do seu lar e que proporcionem novos movimentos para sua vida, guiando-o para a harmonia e a plenitude. Faça isso antes de dormir e relaxe profundamente.

### Dia 2

Prepare uma infusão de ervas com as seguintes plantas desidratadas, como se fosse um chá. Lembre-se que as regras são as mesmas das citadas no capítulo 5, Técnicas Básicas de Magia com as Ervas, A Magia do Chá.

**Veja a receita:**

- Jambolão (*Syzygium cumini*)
- Chapéu-de-Couro (*Echinodorus grandiflorus*)
- Erva-Doce (*Pimpinella anisum*)
- Maçã (*Malus domestica*)
- Alfazema (*Lavandula angustifolia*)
- Cana-do-Brejo (*Costus spicatus*)
- Louro (*Laurus nobilis*)
- Marmelo (*Cydonia oblonga*)
- Jasmim (*Jasminum officinale*)

Misture uma pitada (bem pouca quantidade) de cada uma dessas ervas em uma jarra ou panela. Adicione água bem quente (mas não precisa ferver) e deixe em infusão por três minutos. Enquanto as plantas estão em infusão, faça uma oração à sua maneira. Pode ser um pai-nosso, uma ave-maria, um mantra, uma música, ou seja, qualquer forma que proporcione uma conexão com o Divino. Mais uma vez, lembramos que os três pilares da preparação devem ser usados sempre.

Depois, coloque esse chá em uma xícara e beba calmamente. Enquanto bebe o chá, mantenha os olhos fechados, alimentando um sentimento de gratidão pelo reino vegetal. Quando se sentir realmente grato pela sua vida, pela sua consciência, pelo amor que você tem no coração, pela sua beleza, faça seus pedidos aos seres de luz do reino vegetal.

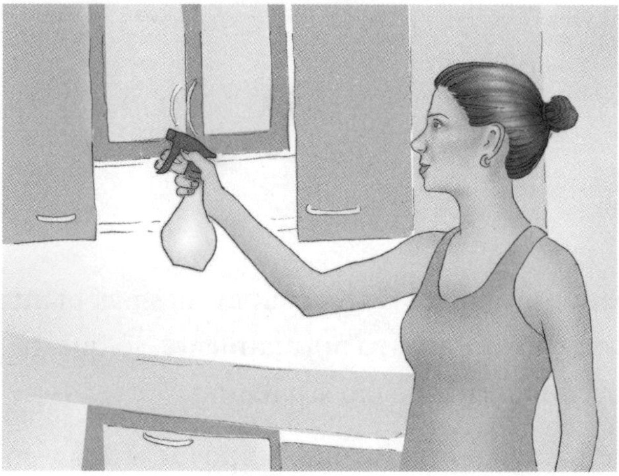

Quando você já estiver mais relaxado, coloque o restante do chá em um borrifador e saia pela casa borrifando-o em cada cômodo e, enquanto borrifa, imagine o que deseja em cada espaço. Por exemplo, quando você estiver na sala de estar, mentalize harmonia, paz, tranquilidade e bons relacionamentos.

Quando você estiver no quarto, mentalize um sono tranquilo e equilibrado, e assim por diante. Coloque alguma música que seja sagrada para você ou sons da natureza para ouvir enquanto anda pela casa.

## Dia 3

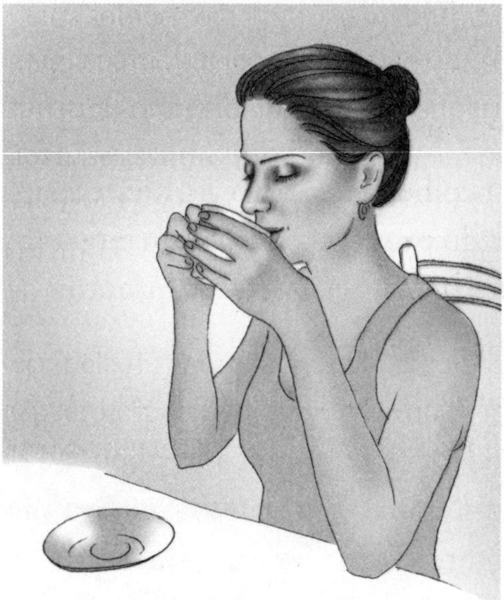

Prepare novamente o chá com as mesmas plantas do dia 2. Faça a oração no preparo normalmente, só que, neste dia 3, além de bebê-lo, utilize-o em seu banho.

Tome banho normalmente e, após terminar, enxágue-se com esse preparado de ervas. Na casa, ao invés de borrifar o chá, prepare pequenos sachês das mesmas plantas e coloque um sachê em cada cômodo, como uma forma de limpeza e proteção. Troque após sete dias. Funcionará como um patuá contra energias densas.

**Para preparar o sachê você vai precisar de:**

– 1 colher de chá das ervas desidratadas para cada sachê

– Retalhos de tecido cortados em quadrados de 15 x 15 centímetros (essa medida é apenas uma sugestão)

– Você vai usar um quadradinho para cada sachê

– Pedaços de barbante ou fitas para amarrar os sachês

**Modo de preparo:**

– Coloque 1 colher de chá das ervas desidratadas dentro do quadrado de tecido e una as pontas formando uma trouxinha. Amarre com o barbante. Seu sachê está pronto!

– Faça um para cada cômodo da casa e, se desejar, faça também para colocar no seu carro, na sua bolsa, na mochila do seu filho, na gaveta da sua mesa de trabalho ou onde você quiser.

– Faça uma oração de 3 minutos, sinta gratidão e invoque luz, proteção, amor, harmonia e tudo o mais que você desejar.

– O sachê tem validade de 7 dias e depois deve ser descartado.

– Se sentir necessidade, repita todo o processo.

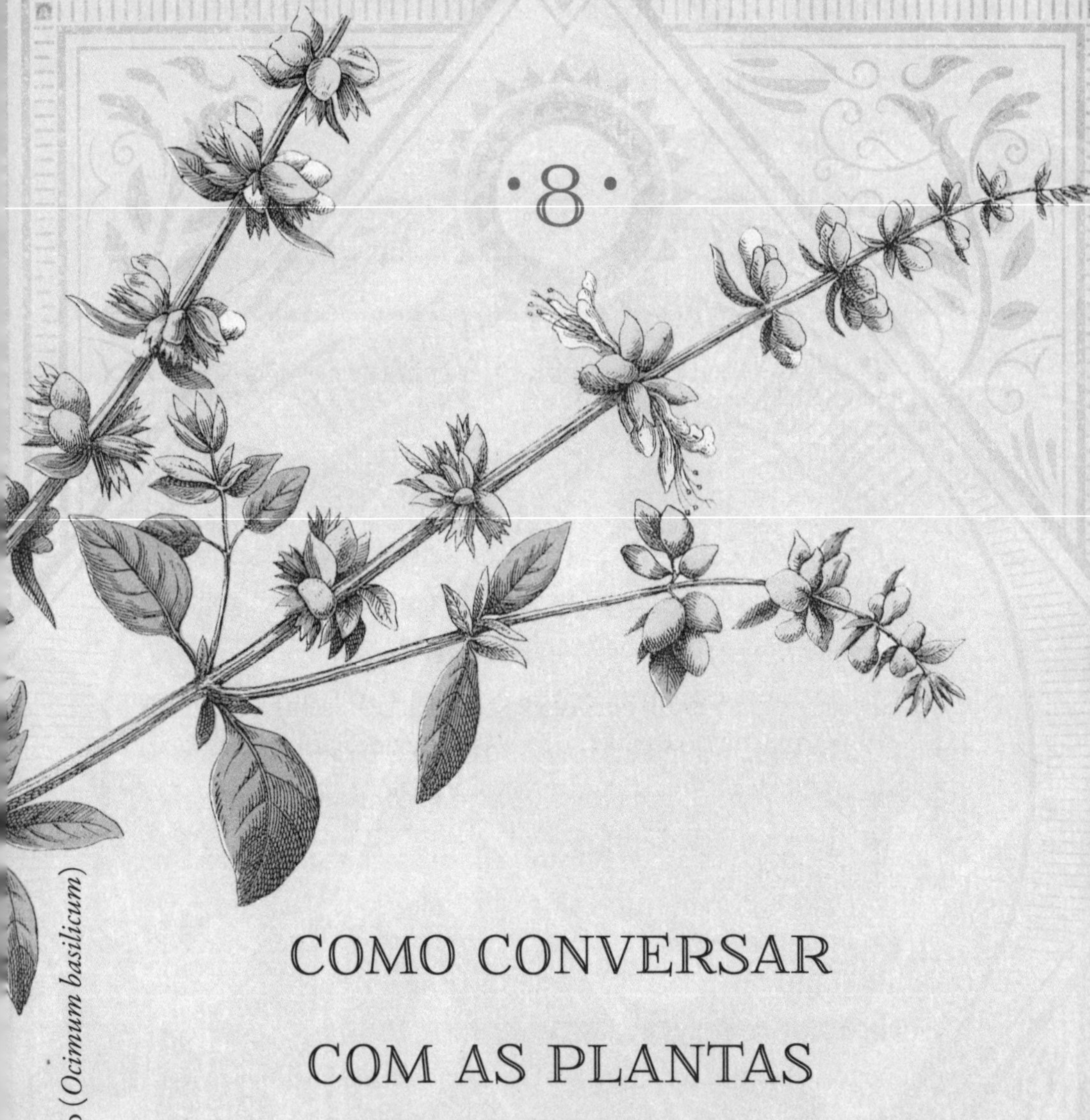

Manjericão (*Ocimum basilicum*)

# 8

# COMO CONVERSAR COM AS PLANTAS

Nós acreditamos em você com toda sorte de amor e alegria. Se você chegou até aqui é porque é uma pessoa diferente da maioria das pessoas que vive por viver, desconectada do todo. Se você chegou até aqui é porque quer viver em um outro nível de conexão, prosperidade e felicidade.

Nós amamos trabalhar com alunos, leitores e parceiros de trabalho comprometidos. O comprometimento melhora tudo. E nós estamos comprometidos com você. Para nós, saber que você chegou até aqui também é uma demonstração do seu comprometimento com o mundo incrível da Magia com as Ervas.

Esse, sem dúvidas, é um excelente motivo para comemorarmos, porque nós podemos mudar o mundo. A verdade é que já estamos mudando!

E qual é a melhor maneira de celebrar esse nosso comprometimento conjunto em usar a Magia das Ervas para transformar o nosso mundo?

Com um presente especial. Sim, um presente!

Ao longo deste livro, falamos de todo o nosso trabalho de pesquisa, sobre como conseguimos desenvolver uma extensa obra sobre a Fitoenergia e a Magia com as Ervas. Mas imagine se você soubesse o segredo, se por sua própria conta soubesse o jeito certo de conhecer a verdadeira identidade oculta das plantas.

Consegue visualizar como seria ter acesso a esse tipo de conhecimento? Imaginou?

Pois bem, você terá acesso agora a um dos segredos mais bem guardados sobre a Magia com as Ervas. É a chave que abrirá um mundo de infinitas possibilidades.

Esse é o nosso presente para você que chegou até aqui... Um segredo revelado que mudará a sua vida: a técnica de como conversar com as plantas.

## ENTENDA MELHOR

A realidade física que encontramos aqui na Terra é uma réplica aproximada da realidade espiritual presente nas dimensões mais sutis da vida. A vida no planeta se arranja por diferentes faixas de frequência. Sendo assim, o que estamos vendo na realidade material representa apenas uma cópia aproximada do que seria a Matriz Essencial.

Para facilitar o entendimento e tornar a visão mais simples — pois esse é o caminho do verde, a simplicidade —, vamos chamar Deus de Matriz Essencial.

Deus é a sabedoria infinita que está em tudo e age sobre todos. Para que a vida aconteça, Ele permeia todos os âmbitos e todas as possibilidades de um planeta, sendo o seu próprio espírito.

Assim como um líquido entra em uma garrafa, a força de

Deus se faz presente em cada espaço do planeta. E também conhecemos essa força pelo nome de Cristo.

Dessa forma, é sensato dizer que a força do Cristo está presente em tudo e em todos, no que há e no que não há. No que foi e no que ainda será, na forma e no vazio. Cada ser que habita a Terra, seja nas dimensões mais sutis, seja nas mais densas, manifesta a força do Cristo de diferentes formas. Nessas diferentes manifestações da força crística, destacamos o reino vegetal.

Pela energia do verde, sentimos o amor do Grande Espírito Criador.

Pela energia do verde, sentimos o amor da Mãe Natureza.

Pela energia do verde, sentimos a força do sopro renovador da Matriz Original.

Essas qualidades são possíveis, porque o vegetal possui características abençoadas que manifestam melhor as energias crísticas. Sua pureza, suas virtudes e suas potencialidades permitem que a intensidade da Matriz Original repouse com maior abundância na estrutura essencial das plantas.

O resultado dessa combinação dá origem a todos os efeitos poderosos que as plantas oferecem. Alguns ocultos, outros explícitos, contudo, todos eles plenamente carregados de virtudes.

Podemos fazer uma metáfora para dizer que a vida na Terra é a manifestação física do próprio Criador. Dessa forma, cada reino e cada elemento representaria uma parte do organismo de Deus ou do Seu próprio corpo. Nesse contexto, podemos dizer que o reino vegetal é a expressão do Seu coração. Quando sentimos a energia que vem do verde, estamos recebendo bênçãos amorosas diretamente do coração de Deus.

## MATRIZ ESSENCIAL

Se a dimensão material da vida é a manifestação material da força do Cristo, logo, os planos sutis são ambientes que se assemelham mais à Matriz Divina ou Essencial.

Os planos físicos são o efeito. Os planos sutis são a causa.

Por assim dizer, quando nos elevamos à origem da força que está no verde, não nos atentando unicamente ao que enxergamos em uma bela folha vegetal, mas também nos conectamos à Matriz Essencial.

Estamos acostumados a nos comunicar com as plantas considerando-as como unidades carregadas de potenciais específicos, atribuindo a elas a função de transmitir esses potenciais para os mais diversos fins. Contudo, quando pensamos unicamente dessa forma, nos desligamos da sua Matriz Essencial.

É a Matriz Essencial que mantém pulsando a Fitoenergia mesmo depois que a planta foi desidratada.

É a Matriz Essencial que permite que uma única migalha de uma espécie vegetal consiga transferir suas imensas potencialidades para um tratamento Fitoenergético.

Quando usa a Fitoenergética com a consciência da Matriz Essencial, você também se mantém em conexão plena com o todo, e este é o ponto, manter-se em conexão.

Se você olhar para uma planta procurando enxergar com os olhos da alma, então sentirá a força e mergulhará na direção da Matriz Original.

Quando você olha apenas para a planta, pode ver uma lâmpada acesa. Quando você olha com os olhos da alma, procurando acessar a Matriz Original, com respeito e gratidão, não enxerga apenas uma lâmpada acesa, mas percebe a usina de força na qual ela está ligada.

Você só terá êxito na sua tarefa com a Magia das Ervas se conseguir acessar, reconhecer e se conectar com a Matriz Original.

As plantas não têm espírito individualizado. A separação que a humanidade experimenta por conta do egoísmo não acontece no reino vegetal.

Grande parte das pessoas na Terra vive na ilusão de achar que é o corpo material e, por assim dizer, está separada do mundo por um limite físico. Além disso, temos de forma predominante a ideia de que tudo acabará quando a morte chegar. Falamos sem julgamentos, apenas relatando o que acontece, pois essa é a impressão da maioria das pessoas que vive na Terra.

No reino vegetal, as coisas são bem diferentes. As plantas sabem que são a manifestação da Matriz Original e que a cor da flor, o tipo da raiz ou a espessura da folha são apenas diferentes frequências dos veículos físicos nos quais estão manifestadas. As plantas estão o tempo todo sintonizadas com a causa da vida, não com o efeito.

Faça contato com uma planta buscando sua Matriz Original e ofereça um sentimento puro de humildade, respeito, alegria e gratidão. Depois, estabeleça-se com um pedido que vem do fundo da sua alma para que aquela espécie vegetal mostre a sua Matriz Original. Peça, com humildade e propósito carregado de bondade, para enxergar a força e a beleza da Fonte à qual ela está ligada.

Relaxe, respire, feche os olhos e mergulhe de mente aberta e alma livre nas visões e percepções que você terá.

## A FORMA COMO OS VEGETAIS SE EXPRESSAM

As plantas, tecnicamente falando, são campos de energias sutis condensados e aglomerados em matéria orgânica vegetal. No vegetal está presente um aglutinamento de forças, com frequências específicas de acordo com a natureza e a constituição dele. Cada vegetal expressa um tipo particular de frequência, assim como cada emissora de televisão possui uma programação específica.

Quando você se sintoniza com uma espécie de planta, liga-se ao campo de energia aglomerado nela, bem como à Matriz Essencial da qual ela se origina. Por isso, podemos dizer também que cada espécie magnetiza em sua estrutura física a essência da Matriz a que ela está ligada.

Como uma planta carrega consigo um campo de energia, e este, por sua vez, tem um endereço vibrátil o qual chamamos de frequência, a tendência é que ocorra uma troca. Em outras palavras, a pessoa sentirá imediatamente a vibração do campo de energia do vegetal sendo transmitida a ela. O problema é que, na maioria dos casos, a pessoa não está treinada para "ouvir" a mensagem que ele emite. Por falar em treino, vamos treinar para entender esse mecanismo?

## AS PLANTAS SE COMUNICAM BASICAMENTE POR TRÊS MECANISMOS

### Sensações

Quando você se sintonizar com uma das espécies do reino vegetal, fique atento às sensações que terá. Não raciocine nem racionalize muito, pois dessa forma você perderá a conexão e não sentirá nada, porque estará focado no ponto errado. Perceba se sentiu calor, frio, leveza, tensão, calma, agitação, confiança, energia, alegria, serenidade, paz de espírito ou qualquer tipo de sensação. Então, abra os olhos somente depois de entender a sensação que teve. Tente transformá-la em algo que a sua mente possa compreender.

### Ideias

Ao se sintonizar com uma planta, fique atento se surgem ideias específicas, como: vontade de criar um projeto, desejo de mudar o mundo, necessidade de pedir perdão a alguém, desejo de mudar de emprego, vontade de fazer uma viagem, necessidade de repensar a vida, vontade de ler um livro, percepção do erro que estava cometendo em relação a um assunto, a solução ideal para um problema que vinha incomodando. Lembre-se de que os vegetais são aglomerados de campos de energia, portanto, eles estarão atuando na sua consciência, o que pode acontecer na forma de ideias implantadas na sua mente. Vá fundo nas ideias que surgirem; depois de perceber tudo o que for necessário, abra os olhos e racionalize de forma que a sua mente possa entendê-las.

### Visões

No momento em que você se sintonizar com um vegetal, fique atento às visões que surgirem na sua mente, por exemplo: uma porta que se abre, uma outra que se fecha, um caminho de luz, uma ponte, um horizonte, as paredes de um ambiente caindo, o sol nascendo, o gelo derretendo, uma criança correndo, uma família feliz reunida à mesa, uma pessoa estudando, um ambiente espiritual elevado, um mestre de luz, um jardim, uma floresta, um pássaro voando livre, entre outras. Mergulhe nas visões que aparecerem e, depois de alcançar tudo o que for necessário, abra os olhos e racionalize de maneira que a sua mente possa alcançar a compreensão.

## INTERPRETAÇÃO DA MENSAGEM DAS PLANTAS

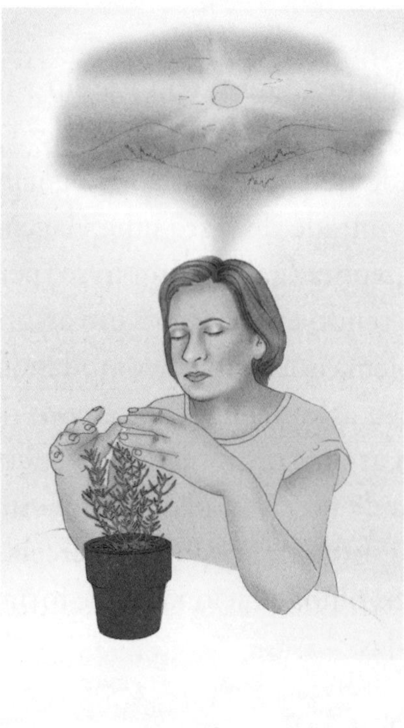

É provável que, ao entrar em contato com a energia de uma planta, você receba visões, ideias e sensações ao mesmo tempo. Tenha paciência.

Feche os olhos, entre em sintonia, entenda o que quer entender, abra os olhos, anote. Novamente, relaxe, sintonize-se, experimente as manifestações vindas de ideias, sensações ou imagens, abra os olhos, racionalize e anote.

Comece a construir o seu entendimento sobre aquela espécie, mas não conclua nada. Em outra data, repita o procedimento e anote novas percepções.

Já em outro dia, utilize a planta de formas variadas que você mesmo poderá escolher: chá, spray ou mandala. Dessa forma, você ampliará a percepção sobre a essência daquele vegetal e aumentará o seu grau de fidelidade na captação da mensagem.

Somente depois de estudar a mesma espécie de várias formas e por vários dias, você conseguirá desenhar um rascunho aproximado da mensagem que uma planta passa ou, como preferimos dizer, das funções fitoenergéticas dela.

## O QUE É CRÍTICO NESTE PROCESSO

### O SEU PADRÃO PESSOAL

Você precisará aprender a se limpar de influências externas, como preocupações, cansaço, estresse, agitação mental e angústias. Qualquer sensação pessoal externa poderá influenciar o resultado da sua pesquisa. O seu nível de limpeza energética, serenidade e concentração precisa estar muito elevado. Se não conquistar essa condição, então não faça o processo para obter resultados conclusivos ou para construir pesquisas, faça apenas em caráter de meditação e aprendizado. Lembre-se de aplicar sempre os três passos da preparação citados no capítulo 4.

### O PADRÃO ENERGÉTICO DA AMOSTRA DE PLANTA

Você poderá usar uma amostra de planta fresca ou desidratada. É possível também utilizar a fruta, raiz, semente, talo, caule, flor ou qualquer parte de uma planta. Ela poderá estar ainda plantada ou não. Mas você precisa ter certeza de que a planta não está contaminada energeticamente com forças do psiquismo no qual ela está inserida. Essas energias são responsáveis por descaracterizar as propriedades de uma espécie e atrapalhar os resultados de uma análise, portanto, você deve garantir sua neutralidade.

Energize todas as plantas com seus pensamentos positivos, sua gratidão e seu respeito, juntamente com a ativação do Verde e Prata, que deve ser feita por no mínimo três minutos. Comece a se comunicar com a mensagem da planta somente depois que fizer essa limpeza e ativação do Verde e Prata, isto é, quando você estiver em uma sintonia pessoal elevada e livre de contaminações externas.

Caso você deseje estudar mais de uma planta em um único dia, deverá dar um intervalo de pelo menos uma hora entre as captações. Além disso, ao se sintonizar com uma espécie, você deverá retirar da sua área de atuação as demais plantas que não estão fazendo parte da captação. Mantenha-se a uma distância mínima de 2 metros das outras espécies, para não sofrer influências indesejadas que afetarão o resultado da sua análise.

## Entrevista com as plantas

Agora que você já sabe como se comunicam as plantas e os aspectos mais importantes no processo de captação das suas mensagens, comece o seu trabalho de entrevistá-las.

Escolha algumas espécies com as quais você tem mais afinidade, faça a sua preparação e depois receba a mensagem das plantas. Anote tudo, refine os resultados e aprenda muito.

Você terá surpresas incrivelmente prazerosas ao participar desse processo.

Como você já sabe ativar o Campo Verde, fica a dica de utilizar essa prática quando estiver fazendo a captação, pois, dessa forma, a sua sensibilidade aumentará muito.

## Treino

Com o treino constante dessa técnica, você desenvolverá a habilidade para conversar com as plantas, além de entender as energias, funções e propriedades ocultas delas. Precisamos ser sinceros em dizer que essa informação foi conquistada com mais de dez anos de estudos, pesquisas, muita dedicação e aprimoramento. Agora você tem a oportunidade de receber esse conhecimento para que acesse o lado mais incrível, amoroso e poderoso do reino vegetal.

Desejamos que você receba esse nosso presente com muito amor e entusiasmo. É uma forma de valorizarmos e incentivarmos o seu comprometimento nessa caminhada de transformação pessoal e coletiva.

O mundo precisa de pessoas conscientes e ativas no caminho do bem. Que a Magia das Ervas seja um caminho de plena bem-aventurança para você. Que o conhecimento do caminho para conversar com as plantas e a compreensão das mensagens delas seja um instrumento poderoso na sua vida.

# ·9·

# OS DOIS MUNDOS... VOCÊ PRECISA ESCOLHER UM DELES

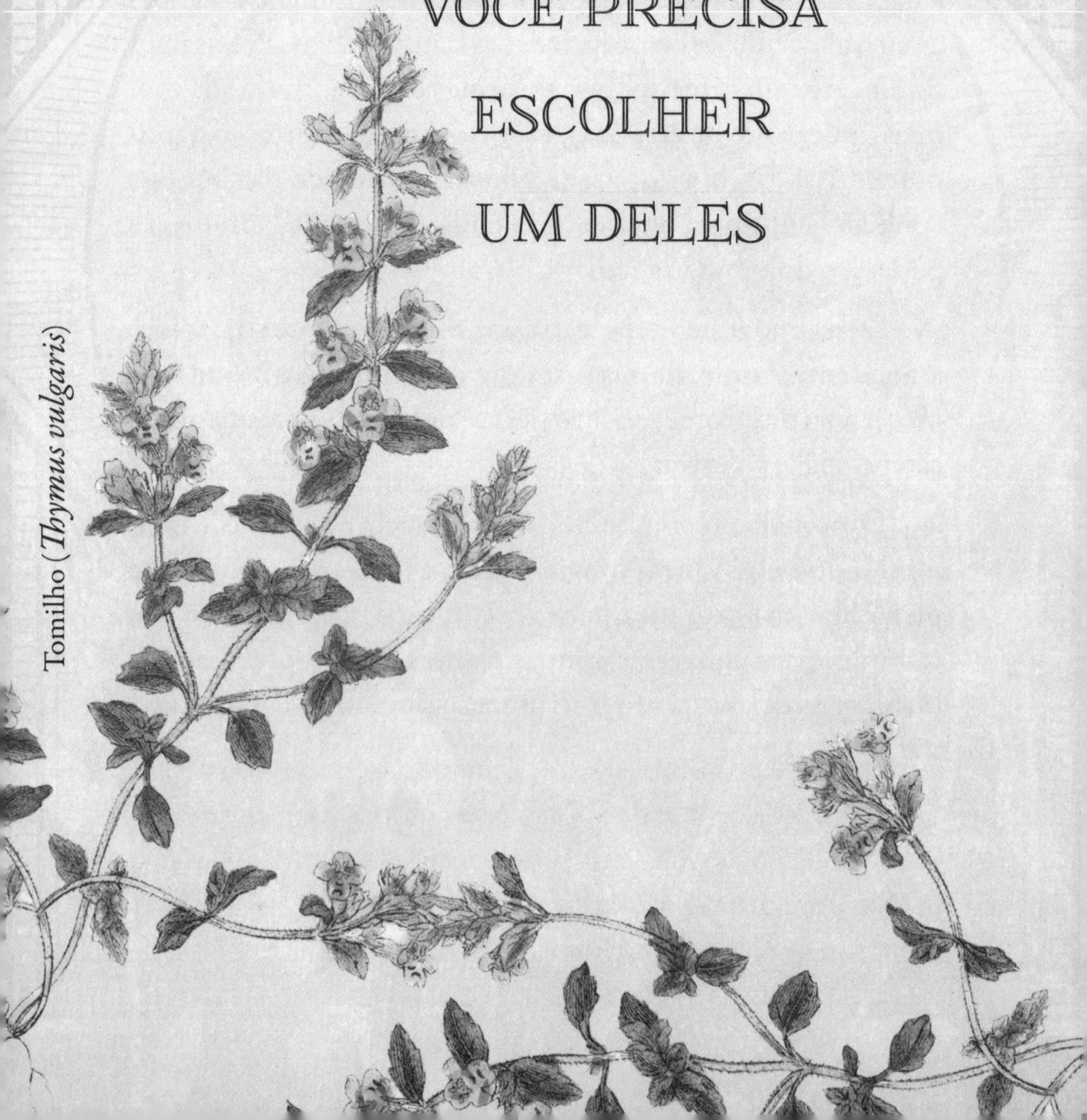

Tomilho (*Thymus vulgaris*)

VOCÊ ESTÁ DIANTE DE DOIS MUNDOS. O primeiro deles é o das doenças, tristezas, sofrimentos e conflitos, onde há escassez, falta de prosperidade, egoísmo e ceticismo. Trata-se do mundo do Ciclo da Doença.

Essa é a realidade vivenciada pelas pessoas que estão distanciadas da natureza e também delas próprias, porque estão no piloto-automático de uma existência sem um propósito maior.

O segundo mundo é o das pessoas conectadas. Esse não é um modo de viver perfeito, nem de ilusões. Não é fácil também, mas é uma existência que vale a pena... É um mundo real, de sentimentos elevados também reais, de muito amor, de muito esforço e de muita sintonia com a Divindade Maior.

Nesse mundo, você se torna o criador da sua realidade conduzindo o seu próprio destino e fazendo escolhas que melhoram a sua vida conscientemente. Não é um mundo fácil de se viver, como já dissemos, mas é uma existência com sentido, em que você reconhece a sua missão de vida e também a alegria presente na prática de ajudar o próximo.

Ao viver nesse mundo, você tem autonomia para melhorar a sua realidade e a das pessoas próximas, além de tratar seus animais de estimação e os ambientes à sua volta. Mesmo com desafios a serem vencidos, você encontra o brilho sagrado da vida por saber que está conectado a algo maior.

Você escolhe o mundo... Você decide.

O *Manual de Magia com as Ervas* foi uma contribuição nossa para você transformar a sua vida com o poder curativo das plantas. O nosso objetivo foi também auxiliá-lo a fazer as mudanças necessárias na sua família, no seu trabalho, na sua missão de vida e tudo mais ao seu redor.

Estamos aqui torcendo para que a força dessa magia, acessada por meio deste manual, modifique tudo que você tocar e todos que se aproximarem de você. Com certeza, você saberá como conduzir a força desse ingrediente secreto.

Que a Magia das Ervas ganhe vida em cada ato seu. Você nasceu para brilhar. Você nasceu para conquistar nada menos do que o sensacional. Você tem o poder, o conhecimento e a direção ao seu alcance.

Faça magia! Faça valer a sua existência!

Nós acreditamos em você. Por isso, escrevemos este livro.

Até a próxima!

Com amor,

Bruno e Patrícia.

# REFERÊNCIAS

ABATTE, Vânia Maria. *Confissões de um Padre Cientista*. Pe. Roberto Landell de Moura. Porto Alegre, 2004.

BRENNAN, Bárbara Ann. *Mãos de Luz*. 6. ed. São Paulo: Pensamento--Cultrix, 1993.

CÂNDIDO, Patrícia. *Grandes Mestres da Humanidade* – Lições de Amor para a Nova Era. Nova Petrópolis: Luz da Serra, 2008.

DANIESLKI, Altair. *O Tempo como Caminho de Cura*. Porto Alegre: Imprensa Livre, 2000.

DE'CARLI, Johnny. *Reiki Universal*. 10. ed. São Paulo: Madras, 2006.

GIMENES, Bruno J. *Fitoenergética*: a energia das plantas no equilíbrio da alma. Nova Petrópolis: Luz da Serra, 2006.

MEUROIS-GIVAUDAN, Anne. *Leitura de Auras e Tratamentos Essênios*. São Paulo: Pensamento-Cultrix, 2001.

HARTMAN, Hilda. *Duas ou três coisas que me contaram sobre as ervas*: uso terapêutico das plantas. Rio de Janeiro: Pallas, 1997.

IVACIR, João Francisco; FONTANA, Vilson Luiz. *Ervas e Plantas*: a Medicina dos Simples. 7. ed. Erechim: Edelbra, 2002.

KORBES, Vunibaldo Cirilo. *Plantas Medicinais*. 45. ed. Francisco Beltrão: ASSESOAR, 1995.

LEADBEATER, Charles Webster. *Os Chacras*. São Paulo: Pensamento, 1991.

LORENZI, Harri. *Plantas Medicinais do Brasil*: nativas e exóticas cultivadas. Nova Odessa: Instituto Plantarium, 2002.

LORENZI, Harri et al. *Frutas brasileiras e exóticas cultivadas* (de consumo in natura). São Paulo: Instituto Plantarium, 2006.

MACLEAN, Dorothy. *O Chamado das Árvores*. Carmo da Cachoeira: Associação Irdin, 2008.

MOTOYAMA, Hiroshi. *Teoria dos Chacras*. 8. ed. São Paulo: Pensamento, 2006.

NEGRAES, Paula. *Guia A-Z de Plantas – Beleza*. São Paulo: Bei Comunicação, 2003.

PAGE, Christine R. *Anatomia da Cura*. São Paulo: Ground, 2001.

RODRIGUES, António. *Radiestesia Clássica e Cabalística*. 2. ed. São Paulo: Fábrica das Letras, 2000.

RUDDER, E. A; MAURY Chantal de. *Enciclopédia Compacta da Cura pelas Plantas Medicinais*. São Paulo: Rideel, 1998.

SANTOS, Alexandre Rodrigues dos. *Cristaloterapia*. Rio de Janeiro: Novo Milênio, 2002.

YOGANANDA, Paramahansa. *Autobiografia de um iogue*. Rio de Janeiro: Sextante, 2006.

# ANEXO 1

# LISTA DE FÓRMULAS E RECEITAS

VEJA AGORA AS FÓRMULAS DE CHÁS que preparamos de acordo com as necessidades mais recorrentes e dos maiores desafios da humanidade nos dias de hoje.

Lembre-se: é bem provável que, quando você começar a usar este manual, tenha muitas ideias, sinta-se mais motivado e queira saber cada vez mais sobre magia com as ervas.

Por isso, nós criamos uma página específica para os leitores do *Manual de Magia com as Ervas*. Para acessar, aponte a câmera do seu celular para o QR Code ao lado.

Como as ervas mudam de nome conforme as regiões do Brasil e do mundo, colocamos o nome científico ao lado de cada planta para facilitar sua busca em lojas e ervanárias.

**Atenção!** Jamais substitua alguma planta das receitas por qualquer outra recomendada por farmacêuticos, fitoterapeutas ou qualquer pessoa que desconheça a técnica da Fitoenergética, uma vez que ela possui uma abordagem totalmente diferente da Fitoterapia e da Farmácia tradicional, pois atua preferencialmente na alma, de forma vibracional. Portanto, ao substituir qualquer uma das plantas, é muito provável que a técnica não funcione. Se você possui formação em Fitoenergética e tem acesso às informações dos grupos de vegetais niveladores, puros, condutores e físicos, poderá substituir a planta por uma do mesmo grupo e também da mesma polaridade. Porém, só faça isso se você é um conhecedor da técnica de Fitoenergética e souber fazer os cálculos de polaridade e balanceamento das fórmulas e compostos.

### 1. PARA ABRIR CAMINHOS E EQUILIBRAR SUAS EMOÇÕES:

- Boldo-do-Chile (*Vernonia condensata*)
- Canela (*Cinnamomum zeylanicum*)
- Hortelã-Levante (*Mentha sylvestris*)
- Ipê-Roxo (*Tabebuia avellanedae*)
- Louro (*Laurus nobilis*)

### 2. PARA TRATAR DORES E DOENÇAS FÍSICAS:

- Alfazema (*Lavandula angustifolia*)
- Hortelã (*Mentha crispa*)
- Ipê-Roxo (*Tabebuia avellanedae*)
- Louro (*Laurus nobilis*)
- Pêssego (*Prunus pérsica*)
- Sete-Sangrias (*Cuphea carthagenensis*)

### 3. PARA TRATAR DEPRESSÃO:

- Açoita-Cavalo (*Luehea divaricata*)
- Carobinha (*Jacaranda caroba*)
- Cáscara-Sagrada (*Rhamnus purshiana*)
- Catinga-de-Mulata (*Tanacetum vulgare*)
- Calêndula (*Calendula officinalis*)
- Chapéu-de-Couro (*Echinodorus grandiflorus*)
- Endro (*Anethum graveolens*)
- Ipê-Roxo (*Tabebuia avellanedae*)
- Maracujá (*Passiflora edulis*)
- Melissa (*Melissa officinalis*)

### 4. PARA TRATAR A SUA PROSPERIDADE (MELHORAR SEU MAGNETISMO DE PROSPERIDADE):

- Alfazema (*Lavandula angustifolia*)
- Chá-de-Bugre (*Casearia sylvestris*)
- Ipê-Roxo (*Tabebuia avellanedae*)
- Louro (*Laurus nobilis*)
- Manjericão (*Ocimum basilicum*)
- Orégano (*Origanum vulgare*)
- Pêssego (*Prunus pérsica*)

5. PARA HARMONIZAR SEUS RELACIONAMENTOS:

- Açoita-Cavalo (*Luehea divaricata*)
- Alecrim (*Rosmarinus officinalis*)
- Alfazema (*Lavandula angustifolia*)
- Chapéu-de-Couro (*Echinodorus grandiflorus*)
- Pitangueira (*Eugenia uniflora*)

6. PARA TRATAR SEU SUCESSO PROFISSIONAL:

- Boldo-do-Chile (*Vernonia condensata*)
- Canela (*Cinnamomum zeylanicum*)
- Ipê-Roxo (*Tabebuia avellanedae*)
- Louro (*Laurus nobilis*)

7. PARA ENFRENTAR SITUAÇÕES DIFÍCEIS E CONSEGUIR SE POSICIONAR, SER FIRME:

- Cana-do-Brejo (*Costus spicatus*)
- Capim-Cidreira (*Cymbopogon citratus*)
- Cravo-da-Índia (*Syzygium aromaticum*)

8. PARA TER SERENIDADE EM AUDIÊNCIAS E ENTREVISTAS OU SITUAÇÕES DE AVALIAÇÃO:

- Confrei (*Symphytum officinale*)
- Erva-de-Bicho (*Polygonum hydropiperoides*)
- Sálvia (*Salvia officinalis*)
- Tília (*Tilia cordata*)

### 9. PARA MELHORAR A CAPACIDADE DE FALAR EM PÚBLICO E DISCURSAR. DOMINAR O MEDO DE FALAR:

- Alcaçuz (*Glycyrrhiza glabra*)
- Erva-Doce (*Pimpinella anisum*)
- Marmelo (*Cydonia oblonga*)
- Mil-em-Rama (*Achillea millefolium*)
- Sene (*Senna occidentalis*)

### 10. PARA FACILITAR O ESTUDO E APRENDIZADO. MELHORAR A CAPACIDADE DE APRENDER:

- Alcaçuz (*Glycyrrhiza glabra*)
- Cravo-da-Índia (*Syzygium aromaticum*)
- Ginseng (*Panax quinquefolium*)
- Louro (*Laurus nobilis*)
- Marmelo (*Cydonia oblonga*)

### 11. PARA REAGIR BEM DIANTE DE SITUAÇÕES REPENTINAS: DEMISSÕES, ERROS GRAVES, DESGOSTO, DIAGNÓSTICO DE UMA DOENÇA GRAVE:

- Cana-do-Brejo (*Costus spicatus*)
- Catinga-de-Mulata (*Tanacetum vulgare*)
- Cordão-de-Frade (*Leonotis nepetaefolia*)
- Douradinha (*Policourea rigida*)
- Maracujá (*Passiflora edulis*)
- Marmelo (*Cydonia oblonga*)

12. PARA SUPERAR DORES DE PERDAS E FALECIMENTOS:

- Açoita-Cavalo (*Luehea divaricata*)
- Endro (*Anethum graveolens*)
- Morango (*Fragaria ananassa*)
- Maracujá (*Passiflora edulis*)
- Marmelo (*Cydonia oblonga*)

13. PARA PRÉ E PÓS-OPERATÓRIO. PARA FACILITAR OS PROCESSOS CIRÚRGICOS, GERAR BEM-ESTAR, ELEVAÇÃO DA IMUNIDADE E MELHORIA ACELERADA:

- Açoita-Cavalo (*Luehea divaricata*)
- Alcachofra (*Cynara scolymus*)
- Marmelo (*Cydonia oblonga*)
- Pêssego (*Prunus pérsica*)
- Pitangueira (*Eugenia uniflora*)

14. PARA SITUAÇÕES QUE EXIGEM PROTEÇÃO ESPIRITUAL:

- Boldo-do-Chile (*Vernonia condensata*)
- Canela (*Cinnamomum zeylanicum*)
- Ipê-Roxo (*Tabebuia avellanedae*)
- Louro (*Laurus nobilis*)

### 15. PARA ALIVIAR SITUAÇÕES DE TRAUMAS E CHOQUES EMOCIONAIS:

- Arruda (*Ruta graveolens*)
- Cáscara-Sagrada (*Rhamnus purshiana*)
- Hortelã (*Mentha crispa*)
- Hortelã-Levante (*Mentha sylvestris*)
- Melissa (*Melissa officinalis*)

### 16. PARA SUPERAR TÉRMINO DE RELACIONAMENTOS E DIVÓRCIOS:

- Alcachofra (*Cynara scolymus*)
- Chá-Verde (*Camellia sinensis*)
- Morango (*Fragaria ananassa*)
- Porangaba (*Cordia ecalyculata*)
- Quebra-Pedra (*Phyllanthus niruri*)

### 17. PARA TRATAR A INSÔNIA, AS DESORDENS DO SONO E DIFICULDADE EM DORMIR:

- Capim-Cidreira (*Cymbopogon citratus*)
- Ipê-Roxo (*Tabebuia avellanedae*)
- Pariparoba (*Pothomorphe umbellata*)
- Erva-Doce (*Pimpinella anisum*)
- Laranjeira (*Citrus aurantium*)
- Hortelã-Levante (*Mentha sylvestris*)

18. PARA TRATAR O SENTIMENTO DE ABANDONO:

- Guaco (*Mikania glomerata*)
- Laranjeira (*Citrus aurantium*)
- Jasmim (*Jasminum officinale*)
- Morango (*Fragaria ananassa*)

19. PARA EQUILÍBRIO DOS 7 CHACRAS:

- Açoita-Cavalo (*Luehea divaricata*)
- Carobinha (*Jacaranda caroba*)
- Cáscara-Sagrada (*Rhamnus purshiana*)
- Catinga-de-Mulata (*Tanacetum vulgare*)
- Calêndula (*Calendula officinalis*)
- Chapéu-de-Couro (*Echinodorus grandiflorus*)
- Endro (*Anethum graveolens*)
- Ipê-Roxo (*Tabebuia avellanedae*)
- Maracujá (*Passiflora edulis*)
- Melissa (*Melissa officinalis*)

# SOBRE OS AUTORES

**Bruno Gimenes** é cofundador e diretor de tecnologia e conteúdo no Grupo Luz da Serra, referência em desenvolvimento pessoal e espiritualidade. Além de mentor em prosperidade, é criador da Fitoenergética – sistema de tratamento natural inédito no mundo, que tem como base a energia vibracional contida nas plantas, reconhecido inclusive pelo Ministério da Saúde – e também do Aura Master – uma técnica terapêutica de ação rápida que ativa poderes ocultos de autocura.

Com 25 livros publicados – sendo 12 best-sellers, inúmeras mentorias e mais de 2500 palestras em seu currículo, Bruno impacta milhões de vidas ao redor do mundo diariamente, tanto no seu próprio canal, que já soma mais de 735 mil inscritos no YouTube, quanto no canal Luz da Serra Oficial, que tem 2 milhões de inscritos.

brunojgimenes Bruno Gimenes

**Patrícia Cândido** é CEO do Grupo Luz da Serra, filósofa e pesquisadora na área da espiritualidade há 20 anos, além de mentora e palestrante internacional, com mais de 150 mil alunos em seus treinamentos. Tem 21 obras publicadas, sendo 10 best-sellers no Brasil e na Europa, e mais de 225 mil exemplares vendidos. No seu Instagram, se conecta diariamente com mais de 323 mil seguidores, e no Canal Luz da Serra no YouTube proporciona conteúdo de qualidade para seus 2 milhões de inscritos. Ela é Embaixadora Mundial da Fitoenergética, sistema de tratamento natural inédito no mundo, que tem como base a energia vibracional contida nas plantas, reconhecido inclusive pelo Ministério da Saúde. Já participou de diversos programas de TV e publicou textos nos maiores veículos da imprensa brasileira.

pat.candido Luz da Serra

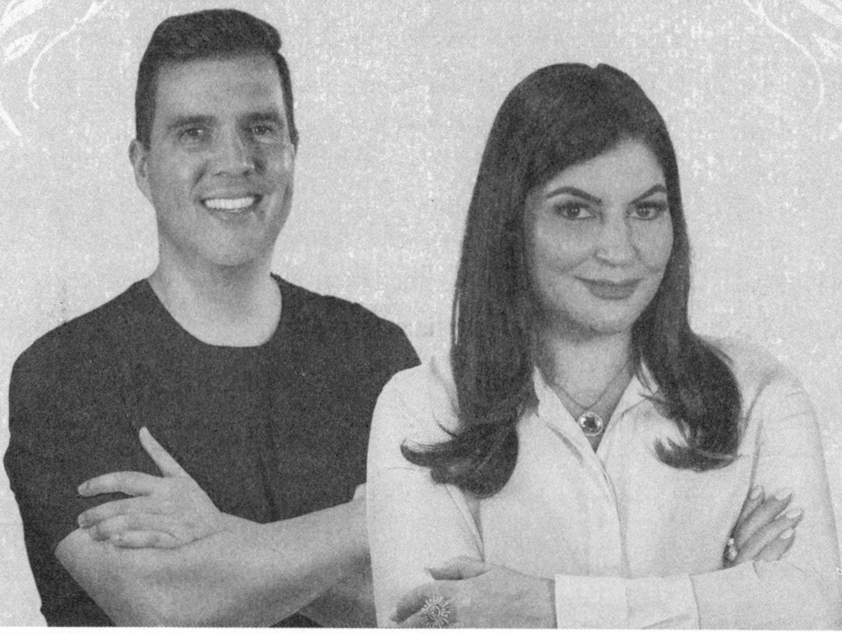

Se gostou da leitura e quer conhecer mais livros do **Bruno Gimenes**, acesse o QR Code a seguir:

Se gostou da leitura e quer conhecer mais livros da **Patrícia Cândido**, acesse o QR Code a seguir: